AUMENTE SEU PODER IMUNOLÓGICO COM AYURVEDA

SIMPLES AJUSTES AO SEU ESTILO DE VIDA
para Equilibrar os Elementos Mente & Corpo

JANESH VAIDYA

AUMENTE SEU PODER IMUNOLÓGICO COM AYURVEDA

SIMPLES AJUSTES AO SEU ESTILO DE VIDA
para Equilibrar os Elementos Mente & Corpo

NOVA SENDA

AUMENTE SEU PODER IMUNOLÓGICO COM AYURVEDA

Título original: *Boost Your Immune Power with Ayurveda: Simple Lifestyle Adjustments to Balance the Elements in the Body & Mind.*

Tradução: Renan Papale
Revisão: Luciana Papale
Diagramação: Décio Lopes
Ilustrações: Llewellyn Publications

DADOS INTERNACIONAIS DE CATALOGAÇÃO NA PUBLICAÇÃO (CIP)
Angélica Ilacqua CRB-8/7057

Vaidya, Janesh

Aumente seu poder imunológico com Ayurveda: simples ajustes ao seu estilo de vida para equilibrar os elementos mente-corpo / Janesh Vaidya; tradução de Renan Papale. – 1ª edição. Editora Nova Senda, São Paulo, 2022.

ISBN: 978-65-87720-12-8

1. Medicina ayurvédica 2. Imunidade 3. Medicina natural I. Título

CDD 22-1894 CDD 615.538

Índices para catálogo sistemático:
1. Medicina ayurvédica

EDITORA NOVA SENDA
Rua Jaboticabal, 698 – Vila Bertioga – São Paulo/SP
CEP 03188-001 | Tel. 11 2609-5787
contato@novasenda.com.br | www.novasenda.com.br

Aviso

Observe que as informações neste livro não se destinam a diagnosticar, tratar, prescrever ou substituir uma consulta com um profissional de saúde licenciado. A editora e o autor não se responsabilizam por quaisquer danos causados ao leitor que possam resultar do uso do conteúdo contido nesta publicação e recomendam o bom senso ao contemplar as práticas descritas na obra.

Dedicado ao meu avô, que viveu e morreu como estudante de Ayurveda

SUMÁRIO

Introdução / 11

Como usar este livro / 13

Parte 1: Conhecimento tradicional para o mundo moderno / 15

Capítulo 1: Ayurveda — Sabedoria de vida para uma saúde ideal / 17

As raízes dos seus problemas de saúde / 19

Questões comuns sobre Ayurveda / 22

Capítulo 2: Ayurveda e imunidade / 27

Distúrbios digestivos que enfraquecem o sistema imunológico / 28

Sete causas gerais de baixa imunidade / 31

Capítulo 3: As três forças que influenciam sua saúde: *Kapha, Pitta* e *Vata* / 45

Fatores naturais que afetam sua saúde ao longo do tempo, idade e estações / 46

Sua natureza central – Os elementos constitucionais de seu corpo e mente / 50

Compreendendo as três forças em sua natureza interna e externa / 52

Capítulo 4: Sinais de equilíbrio e desequilíbrio no sistema mente-corpo / 59

Sinais de equilíbrio / 59

Sinais de desequilíbrio / 60

Causas de desequilíbrio / 65

Como compensar um desequilíbrio / 68

Capítulo 5: Seu PDE (*Elementos Atualmente Dominantes*) – O projeto de sua saúde / 71

Autotestes para determinar seu estado de saúde atual / 72

Como fazer o teste "Encontre seu desequilíbrio" / 73

Teste 1: Encontre o seu desequilíbrio / 74

Como fazer o teste "Encontre sua natureza central" / 77

Teste 2: Encontre sua natureza central / 78

Parte 2: Comida – Seu remédio natural / 83

Alimento físico / 87

Alimento mental / 87

Capítulo 6: Três passos para um estômago saudável e feliz / 89

Loja inteligente / 90

Cozinha saudável / 95

Comer atento / 99

Diretrizes Ayurveda para alimentação / 105

Capítulo 7: Plano de cinco estágios para construir poder de resistência / 107

Etapa 1: primeiros 21 dias / 108

Etapa 2: do dia 22 ao dia 90 / 110

Etapa 3: do dia 91 ao dia 180 / 110

Etapa 4: do dia 181 ao ano 2 / 110

Etapa 5: do ano 3 até o ano 7 / 110

Capítulo 8: A comida que aumenta seu poder imunológico / 113

As seis *rasas* (sabores) / 114

A influência dos seis sabores nas três forças / 120

Os efeitos dos seis sabores sobre nossas funções do corpo e da mente / 121

Capítulo 9: Fortaleça sua imunidade com as propriedades medicinais dos elementos / 123

Propriedades de alimentos medicinais dos Elementos Terra e Água (*Kapha*) / 125

Propriedades de alimentos medicinais dos Elementos Fogo e Água (*Pitta*) / 127

Propriedades de alimentos medicinais dos Elementos Ar e Éter (*Vata*) / 130

Capítulo 10: Diretrizes de alimentos para sua força dominante / 133

Diretrizes alimentares pacificadoras de *Kapha* / 134

Diretrizes alimentares pacificadoras de *Pitta* / 138

Diretrizes alimentares pacificadoras de *Vata* / 143

Capítulo 11: Tabela de alimentos para balancear os elementos do seu sistema / 149

Parte 3: Estilo de vida – A chave para sua saúde / 163

Capítulo 12: Hábitos de estilo de vida que aumentam a imunidade / 165

Rotinas matinais tradicionais para otimizar sua energia / 168

Projetando seu estilo de vida de acordo com seu PDE / 171

Capítulo 13: Rotinas diárias para melhorar sua imunidade / 175

Rotinas diárias para estabilizar *Kapha* / 176

Rotinas diárias para estabilizar *Pitta* / 178

Rotinas diárias para estabilizar *Vata* / 182

Recomendações gerais de rotina diária para estabilizar as três forças / 187

Capítulo 14: Dormir para restaurar e manter uma ótima imunidade / 189

Terapia do sono / 192

Recomendações para dormir melhor / 194

Parte 4: Meditação – O remédio para sua mente / 197

Capítulo 15: Sua mente é o arquiteto da sua vida / 199

Compreendendo a si mesmo e aos outros / 201

Capítulo 16: Meditação para seu poder imunológico mental / 205

Svadhyaya (autoestudo) / 206

Vírus Mentais / 208

Meditação de varredura mental / 209

Técnica de vacinação mental / 211

Diretrizes de meditação para as três forças / 214

Parte 5: Ioga – Sua terapia pessoal / 221

Capítulo 17: Os cinco pilares do ioga / 223

Dharana / 224

Pranayama / 224

Vinyasa / 224

Asana / 225

Dhyanam / 225

Capítulo 18: Ioga para sua força dominante / 227

Terapia de ioga para *Kapha* / 227

Terapia de ioga para *Pitta* / 228

Terapia de ioga para *Vata* / 228

Programas de ioga para *Kapha*, *Pitta* e *Vata* / 229

Conclusão / 233

Fazer uma promessa / 233

Contando os resultados do teste / 235

Chave para o teste 1: "Encontre seu desequilíbrio" / 235

Chave para o teste 2: "Encontre sua Natureza Central" / 239

INTRODUÇÃO

O ar que respiramos, assim como a água que bebemos, não são elementos novos, eles passaram por inúmeros corpos em milhões de anos. Desde o início da vida, nosso Planeta reciclou seus recursos com o apoio de um ecossistema. No entanto, muitas de nossas inovações destruíram este ecossistema e alteraram as qualidades naturais da água, do ar e da terra em que vivemos. No que muitas vezes chamamos de fase de "desenvolvimento" da humanidade, os seres humanos estão criando um fundamento para microrganismos prejudiciais crescerem e se espalharem pelo mundo. Nosso estilo de vida moderno é um tapete vermelho convidando esses patógenos a invadir nossos órgãos e gerar doenças em nossos sistemas.

Existem dois tipos de doenças que desafiam a saúde natural de um ser humano: as infecciosas e as não infecciosas. Milhões de pessoas perderam suas vidas na batalha contra várias infecções durante diversas pandemias, além de outros muitos milhões que morrem todos os anos de doenças não infecciosas, como as cardiovasculares e o câncer. Nos últimos séculos, a praga e a cólera foram consideradas as doenças infecciosas mais letais já existentes. Mas durante os últimos cem anos o mundo moderno enfrentou outras pandemias, incluindo a gripe espanhola, a varíola, a tuberculose, o HIV/AIDS, a gripe suína e a Covid-19.

Embora os cientistas e os médicos do mundo moderno estejam constantemente trabalhando para manter as doenças sob controle, nosso sistema atual se concentra no tratamento de sintomas, encontrando soluções rápidas para desligar os principais sinais, mantendo os problemas mais significativos em sua raiz. Se não ouvimos os sinais do nosso corpo e continuamos a viver indo contra as leis da natureza, poluindo a atmosfera e alterando o ecossistema da nossa mãe Terra, então, um dia, como um bumerangue, o resultado de nossas ações vai voltar para nós com ainda mais vigor.

Antes de enfrentarmos uma situação de saúde ainda mais terrível em nosso mundo, vamos despertar e trabalhar os dois lados: a nossa natureza interna e externa. Enquanto a nossa natureza interior é tudo dentro da nossa pele, incluindo os órgãos que compõem os sistemas do nosso corpo, nossa natureza exterior é o corpo da terra que contém ar, água e todas as coisas vivas e não vivas, incluindo os microrganismos do ecossistema, que nem somos capazes de ver a olhos nus.

Considerando o fato de que nosso corpo interior não pode funcionar sem o apoio do nosso corpo exterior, precisamos preservar os dois lados – a natureza dentro e a natureza fora da nossa pele – com igual consideração. Por exemplo, quando cortamos uma árvore, precisamos perceber que estamos mutilando um de nossos órgãos externos, os pulmões do nosso Planeta, que convertem o dióxido de carbono em oxigênio e são essenciais para a função de nosso sistema respiratório e nossa vida na Terra.

Vamos nos inspirar em Mahatma Gandhi e criar mudanças dentro de nós mesmos – uma mudança que alterará as tendências do mundo ao nosso redor. Vamos começar essa transformação a partir de agora, com a ajuda da antiga sabedoria do Ayurveda.

Janesh Vaidya

COMO USAR ESTE LIVRO

O design deste livro lhe dá a liberdade de decidir se você quer ir direto para os conselhos práticos do Ayurveda ou se prefere mergulhar no lado teórico desse antigo sistema de saúde. Com base na urgência da ajuda que você precisa atualmente para sua saúde e imunidade, planeje sua leitura para fazer uso máximo dessas informações

Se você já tem um conhecimento básico de Ayurveda ou está buscando uma rápida recuperação da sua imunidade e da sua saúde, prossiga para o capítulo 5 e determine o seu estado de saúde atual. Com a ajuda de dois autotestes exclusivos, analise rapidamente os níveis dos Elementos Atualmente Dominantes (PDE[1]) em seu sistema de corpo mental e use essas informações para identificar sua força dominante: *Kapha*, *Pitta* ou *Vata*. Em seguida, usando esses resultados de teste, você pode imediatamente começar a seguir as recomendações neste livro para projetar seu próprio programa individual com base na sua força dominante, usando a alimentação, estilo de vida, meditação e práticas de Ioga dadas nos capítulos correspondentes.

1. N. do T.: sigla do original em ingjês *Presently Dominating Elements* (PDE).

Se você é um iniciante no Ayurveda ou está ansioso para saber mais sobre os princípios e os fundamentos desta ciência, eu recomendo que leia este livro desde o início e aplique as recomendações à sua vida passo a passo, ganhando, gradualmente, conhecimento por meio dos capítulos das próximas páginas.

Este livro tem cinco partes. Enquanto a parte 1 explica a teoria e os termos gerais do Ayurveda, as partes de 2 a 5 focam no lado mais prático. Navegue pelo livro e leia as seções de abertura de cada capítulo para ter uma ideia de quais informações específicas são apresentadas.

Qualquer que seja a estrada que escolher durante esta jornada de saúde, seu próprio corpo e mente são os motivos da prática em que você implementará a sabedoria dessas informações. Veja esta experiência de leitura como uma viagem, uma busca pela sua saúde final e reconheça os resultados de todos os seus passos para o bem-estar como uma importante lição, levando a uma saúde e imunidade melhor pelo resto da sua vida.

Parte 1

CONHECIMENTO TRADICIONAL PARA O MUNDO MODERNO

Minha visão de vida é tornar o Ayurveda acessível a todos em nosso mundo moderno, aos jovens, aos idosos, ricos e pobres e, com essa antiga sabedoria de saúde, ajudar as pessoas a crescerem por meio do desenvolvimento de seus lados físicos, mentais, espirituais e sensuais.

Nascido em uma família tradicional Vaidya, no sul da Índia, fui inspirado desde os primeiros anos da minha vida pela minha avó, que sempre cuidou da saúde das pessoas em sua aldeia. Essa deve ter sido a primeira faísca que, mais tarde, cresceu em mim como a chama da minha visão, para apoiar as pessoas ao redor do mundo com meu conhecimento tradicional.

A prática de Ayurveda foi registrada na Índia há mais de cinco mil anos e foi o sistema médico mais popular até a introdução da alopatia e da homeopatia durante os tempos coloniais britânicos. Na antiga Índia, o Ayurveda foi praticada profissionalmente por um grupo de famílias conhecido como *Vaidyas*, e a sabedoria foi aprovada de uma geração para a outra, do mais velho Vaidya para o mais jovem. Naquela época, toda aldeia na Índia tinha uma família Vaidya cuidando da saúde das pessoas na região. Para manter a saúde do rei e da família real o palácio, nomeou um médico residente Ayurveda, que tinha a nobre designação de *Raja-Vaidya*.

No entanto, embora os Vaidyas sejam considerados os pais do Ayurveda, com os ventos da modernização, muitos rituais dessa tradição antiga surgiram com o tempo. Como um dos últimos praticantes da linhagem de Vaidyas, meu humilde desejo é trazer o conhecimento tradicional do Ayurveda para o mundo moderno e espalhar essa antiga sabedoria de saúde entre pessoas em todos os cantos da nossa sociedade, antes que minha tradição afunde no desconhecido, assim como muitas outras práticas de cura natural desapareceram do mundo.

Estou ciente de que tenho um longo caminho a percorrer para introduzir esta sabedoria de saúde para mais de sete bilhões de pessoas neste mundo, o que parece um oceano de responsabilidade. Mas todas as manhãs eu acordo com a crença de que toda ação que eu tomo naquele dia vai me levar para minha visão, na qual eu estou cuidando dos convidados no meu retiro, palestrando na frente de uma multidão, encontrando um cliente para uma consulta de saúde, ou sentado sozinho no ambiente silencioso do meu quarto e escrevendo um livro, fazendo com que essa antiga sabedoria alcance um número ainda maior de pessoas. Essa crença me energiza durante o dia e eu vou dormir todas as noites com o mesmo sonho, esta é minha visão para este mundo.

Durante as duas últimas décadas de minhas viagens fora da Índia como um embaixador do Ayurveda, aprendi que não estou sozinho nesta missão. Encontrei muitas pessoas que pensam igual a mim em outros continentes e, nos dias de hoje, estamos trabalhando como uma equipe para a mesma missão: ajudar toda forma de vida neste Planeta a alcançar a máxima saúde e a felicidade.

Capítulo 1

AYURVEDA — SABEDORIA DE VIDA PARA UMA SAÚDE IDEAL

Neste capítulo, apresentarei a filosofia básica do Ayurveda e nossa conexão com a natureza. Vou explicar como entender os desequilíbrios em nosso sistema e como corrigir a causa raiz de nossos problemas de saúde com a prática do Ayurveda. Antes de mergulhar mais fundo no assunto, também me certificarei de que você seja apresentado à terminologia Ayurvédica desde o início de sua experiência de leitura. Para maior clareza, incluí no final deste capítulo as perguntas mais comuns sobre Ayurveda, incluindo minhas respostas.

De acordo com Ayurveda, a riqueza da sua vida não é medida pelas posses materiais e bens que você acumula, mas pela sua saúde física e pela felicidade mental. Uma vida rica estará em sintonia com a natureza e, consequentemente, irá purificar, curar e proteger o corpo e a mente da doença, o que ajuda a manter um estilo de vida saudável e completo. Como o Ayurveda é a prática natural da vida, qualquer outro estilo de viver que vai contra as leis da natureza é considerado insalubre. Infelizmente, nossa sociedade moderna está se desviando de práticas naturais, sendo esta uma das principais causas de aumento nos problemas de saúde nos últimos tempos.

O sânscrito é uma das línguas mais antigas do mundo, e grande parte da literatura vital sobre bem-estar, incluindo os ensinamentos fundamentais do Ayurveda, foi documentado e transmitido por gerações nesta antiga língua indo-ariana. Em sânscrito, *Ayur* significa "vida" e *veda* significa "sabedoria", um conhecimento essencial para todo ser humano para manter uma vida rica com potência e vitalidade imunológica.

As informações neste livro enfatizam como podemos tomar o conhecimento e a sabedoria do Ayurveda da tradição indiana e implementá-la em nosso mundo moderno sem ser intimidado por seu estilo de vida natural e cultura alimentar. Outras espécies do nosso Planeta seguem um estilo de vida natural vivendo em harmonia com a natureza e as estações. Essas espécies comem, movem-se, dormem, relaxam e fazem amor de acordo com seus instintos, enquanto nós, humanos, fazemos tudo de acordo com as forças externas da vida moderna, o que causa grandes problemas de saúde no corpo e na mente.

No mundo de hoje, comprometemos nossa saúde adotando uma cultura de fast-food e projetando ambientes de vida estressantes, que enfraquecem o sistema imunológico e o poder de cura do corpo. Nossos confortos e instalações presentes restringem o movimento de nossos músculos e articulações e causam má postura da coluna e dos ombros, tornando-nos paralisados mesmo em nossa juventude. Comprometemos nosso desenvolvimento pessoal e o nosso sono, essencial para o trabalho e para a vida noturna, e raramente ouvimos nosso coração ou passamos um tempo de qualidade com nossos entes queridos. E ainda consideramos todas essas mudanças em nossas vidas como uma fase "desenvolvida" da humanidade.

Independentemente do estado em que estamos agora, com a ajuda do Ayurveda temos a chance de retornar à Mãe Natureza e melhorar nossa resistência natural contra doenças para permitir que a cura comece em nossa vida. Lembre-se de que a natureza tem o poder não apenas de se decompor, mas também de se regenerar e de se manter.

Com o tempo, tudo na natureza está sendo composto e decomposto, reciclado e repetido, como o dia e a noite, a mudança das estações, o nascimento e a morte. Além de nós, humanos, todas as outras espécies vivem em harmonia com a lei natural; elas não abusam da natureza nem carregam qualquer coisa para os próximos anos. Em contraste, muitos de nós perdemos nosso precioso tempo acumulando posses e, finalmente, deixamos este maravilhoso Planeta sem ter vivido um único dia experimentando a beleza milagrosa da natureza.

As raízes dos seus problemas de saúde

A principal razão pela qual o Ayurveda sobreviveu ao longo dos séculos e ainda permanece no centro de nossa civilização moderna é a sua abordagem holística da saúde. Esta ciência natural cuida do nosso desenvolvimento físico, mental e espiritual durante todas as idades da vida e nos ajuda a identificar a causa raiz de nossos problemas físicos e mentais.

O Ayurveda considera cada dor no corpo como um sinal e se concentra em encontrar a causa raiz do problema, em vez de desligar os sinais com comprimidos. Por exemplo, se uma pessoa sofre de enxaqueca, mesmo que seja um sintoma físico, a causa raiz pode ser uma situação de trabalho estressante ou um relacionamento complicado. Mesmo os sentimentos reprimidos de tristeza podem causar alterações celulares no corpo se forem retidos por um longo período, gerando tumores potencialmente prejudiciais.

A partir desses exemplos, podemos entender que uma perturbação em nosso sistema mental pode afetar o funcionamento de nosso sistema físico e vice-versa, podendo ser um problema físico de longo prazo, como um distúrbio digestivo, um problema mental grave, um forte estresse e até mesmo depressão. Qualquer distúrbio no corpo ou na mente afetará o sistema imunológico, permitindo a entrada fácil para várias doenças.

Os cinco elementos do corpo

O nível micro do corpo é composto de cinco elementos – Terra, Água, Fogo, Ar e Éter – e nosso corpo funciona de acordo com as três forças formadas por diferentes combinações desses elementos. Na terminologia do Ayurveda, chamamos essas três forças de *Kapha* (Terra e Água), *Pitta* (Fogo e Água) e *Vata* (Ar e Éter).

Quando os cinco elementos fundamentais do corpo estão em um estado de equilíbrio, todos os nossos sistemas corporais - como os sistemas circulatório, respiratório, digestivo, urinário, endócrino, linfático, nervoso, reprodutivo, esquelético e muscular - funcionam com facilidade, um sinal de saúde perfeita. Mas se algum dos elementos ficar desequilibrado, seja por meio de dieta inadequada, estilo de vida ou prática mental, isso agravará a força correspondente e, assim, criará doenças no sistema mente-corpo. (Aprenderemos mais sobre as funções dos elementos e forças no capítulo 3.)

As três forças e os elementos relacionados

Força	**Combinação dos elementos**
Kapha	Terra e Água
Pitta	Fogo e Água
Vata	Ar e Éter

Fogo e Água: os elementos-chave da imunidade

Entre os cinco elementos constitucionais, *Agni* (o elemento Fogo) controla nosso poder imunológico por meio do sangue e do sistema circulatório, protegendo o corpo de micro-organismos nocivos, como bactérias, vírus, fungos e parasitas. *Jalam* (o elemento Água) e *Agni* juntos formam o sangue e os sucos digestivos, mantendo o sistema de aquecimento central do corpo, que é um fator chave para a imunidade.

Na ausência de calor (*Agni*) - em um corpo morto, por exemplo - a temperatura diminui, permitindo que microrganismos externos entrem e se decomponham nos tecidos como parte do processo de reciclagem da natureza. Mesmo enquanto estamos vivos, se nosso corpo não mantiver a quantidade certa de *Agni*, microrganismos prejudiciais podem derrotar nossa imunidade e invadir nosso sistema, criando doenças no funcionamento de nossos órgãos.

O poder imunológico varia de pessoa para pessoa e depende não apenas de quais elementos são dominantes em uma pessoa no nascimento, mas também daqueles que dominam a idade e a estação do ano (vamos ver mais sobre isso no capítulo seguinte). Sem o conhecimento dessas influências naturais em nosso corpo durante as diferentes fases de nossa vida, se seguirmos um estilo de vida típico, nosso *Agni* e outros elementos se tornarão instáveis e farão o nível de poder imunológico oscilar. Independentemente da idade e do estado de saúde, qualquer pessoa pode corrigir os distúrbios em seu sistema com programas personalizados de alimentação e estilo de vida saudável.

Quando a saúde de uma pessoa está em desordem, um ou mais elementos estão desequilibrados e emitem sinais na forma de disfunção mental, corporal ou ambos. Negligenciar esses sinais por um período de tempo enfraquece o sistema imunológico e leva a vários tipos de sintomas e, em um estágio posterior, pode levar a doenças nos órgãos correspondentes. Podemos reconhecer esses sinais, mesmo nos estágios iniciais, pela disfunção do nosso corpo, da nossa mente ou de ambos.

Se ouvirmos os sinais podemos identificar quais elementos estão perturbados em nosso sistema. Por exemplo, se não comermos a comida certa de acordo com nosso PDE (Elementos Atualmente Dominantes), nosso sistema digestivo mostrará sinais de elementos desequilibrados, como indigestão (desequilíbrio Terra-Água), refluxo ácido (desequilíbrio Fogo-Água) ou inchaço por gases (desequilíbrio Ar-Éter). Se tivermos um distúrbio em nosso corpo mental, ele pode se manifestar como depressão (desequilíbrio Terra-Água), alto estresse (desequilíbrio Fogo-Água) ou ansiedade (desequilíbrio Ar-Éter). Iremos nos aprofundar nesses tópicos quando aprendermos mais sobre os cinco elementos fundamentais e as três forças vitais nos próximos capítulos. Mas primeiro vamos dar uma olhada nas perguntas mais comuns sobre o Ayurveda.

Questões comuns sobre Ayurveda

Quando viajo como embaixador do Ayurveda, dando palestras e consultas de saúde em todo o mundo, algumas perguntas surgem repetidamente. Para se familiarizar mais com essa ciência natural da saúde e sua aplicação em sua vida, aqui estão as dúvidas mais comuns sobre o Ayurveda e minhas respostas.

Como saber se estou com uma saúde ideal?

Sua saúde se reflete em seu poder imunológico, que é controlado pelos elementos Fogo e Água em seu sistema. Uma parte importante da imunidade do seu corpo é mantida pelos glóbulos brancos no seu sangue, que procuram patógenos invasores e lutam contra microrganismos prejudiciais. Quaisquer desequilíbrios nos elementos, especialmente em Fogo e Água, afetam diretamente as funções dos glóbulos brancos e tornam o corpo sujeito a infecções.

Você também pode analisar sua saúde verificando sua digestão, já que seu trato digestivo é o berço de seu sistema imunológico e contém os microrganismos benéficos que também lutam contra patógenos. Se você observar essas duas áreas – seus valores sanguíneos e a função de seu sistema digestivo – poderá determinar o status de seu poder imunológico e, portanto, o estado atual de sua saúde. Se os seus valores sanguíneos são normais e você mantém um metabolismo excelente, pode considerar isso um sinal de bom poder imunológico – uma prova de que sua saúde está ótima.

Como posso saber se tenho um desequilíbrio no corpo ou na mente?

Suponhamos que você esteja sofrendo de uma deficiência no sangue ou de uma anomalia como a anemia. Ou que você tenha problemas digestivos com frequência, como diarreia, prisão de ventre ou gases, ou sofra de fadiga, infecções frequentes, resfriados ou esteja demorando muito para que uma ferida cicatrize em seu corpo. Todos esses são sinais comuns de um estado de desequilíbrio dos elementos em seu corpo, causando baixa imunidade no sistema.

Quando você notar um mal-estar nas funções do seu corpo ou da sua mente, considere isso um distúrbio – um sinal que indica que algo não está normal em sua saúde. Esteja ciente do estágio inicial desses sinais e trate-os imediatamente, antes que se tornem sintomas e evoluam para doenças.

Existem remédios rápidos no Ayurveda para normalizar um desequilíbrio?

Imagine que houve um incêndio em sua casa e o alarme estava tocando: você desligaria o alarme ou apagaria o incêndio? Todos nós sabemos a resposta correta, mas o que estamos fazendo em nossa vida moderna em termos de nossa saúde? Temos a tendência de buscar soluções rápidas para nossos problemas de saúde com soluções temporárias e pílulas.

Mesmo se tratando de pressão alta, níveis elevados de colesterol, problemas digestivos ou outros sintomas, existem muitas soluções fáceis e rápidas disponíveis em nosso mundo moderno para desligar os sinais de disfunção. Porém, se dependermos apenas de pílulas de solução rápida para desligar esses sinais, poderemos nunca encontrar a causa raiz e o problema real para resolvê-la. Uma vez que cada sintoma em nosso corpo e mente é um sinal, não devemos desligar essas indicações com pílulas ou outras soluções temporárias. A maioria dos medicamentos não afeta apenas os órgãos que devem ser tratados, mas também tem efeitos colaterais conhecidos e desconhecidos, que podem causar danos a outros órgãos do corpo. Tratar um sintoma apenas com comprimidos por um longo tempo pode colapsar todo o sistema e desligar parcial ou completamente nosso mecanismo interno.

O Ayurveda tradicional é contra a prática da medicina moderna?

Absolutamente não. Em nossa sociedade moderna, a maioria das pessoas leva um estilo de vida rápido e vive de *fast-food*. Devido aos nossos hábitos alimentares pouco saudáveis e estilo de vida não natural, às vezes precisamos de soluções rápidas para resolver nossos problemas. Por exemplo, se alguém sofre um acidente e está lutando por sua vida, primeiro precisamos levá-lo ao pronto-socorro de um hospital moderno. Ou se uma pessoa leva uma vida não natural sem ouvir os sinais de seu corpo ou de sua mente e acaba com uma condição de risco de vida para a qual a cirurgia pode ser a única solução, como um ataque cardíaco, por exemplo, então ela precisa de serviços médicos para salvar sua vida.

O Ayurveda pode ajudar com todos os tipos de problemas de saúde?

Aqui estão as quatro diferentes condições de saúde e o uso do Ayurveda para cada uma:

1. *Saúde perfeita:* se sua saúde está perfeita no momento, o que significa não ter nenhum desequilíbrio em seu corpo ou em sua mente, você pode seguir as disciplinas do Ayurveda como método preventivo para evitar doenças nos próximos anos.
2. *Recebendo sinais dos órgãos:* se você notar quaisquer sinais de disfunção em seu corpo ou em sua mente, pode abordar a causa dos sinais desde o início com as ferramentas naturais do Ayurveda. Nesse estágio inicial da desordem você normalmente consegue equilibrar seus elementos em algumas semanas com prática disciplinada e voltar a um estado de saúde perfeito.
3. *Sofrendo de sintomas (indicando disfunção de um órgão ou de um sistema inteiro):* se você já está sofrendo de sintomas e está em tratamento médico, comece as disciplinas Ayurvédicas como uma prática complementar em sua vida diária para ver melhorias passo a passo. À medida que você vê o progresso em sua saúde, diminua o consumo de pílulas de acordo com as recomendações de seu médico.
4. *Sua saúde está precária, com risco de vida:* se sua vida está em risco devido a uma doença grave, pratique o Ayurveda como um método complementar para reduzir os efeitos colaterais de quaisquer tratamentos médicos modernos (como a quimioterapia, que os médicos podem indicar ser necessário aplicar às células do corpo para salvar a vida de uma pessoa, embora seja prejudicial às células saudáveis). Nessas situações, o Ayurveda pode ajudar a apoiar o sistema da pessoa para purificá-lo e rejuvenescê-lo com o cuidado da essência da natureza.

Como posso usar o Ayurveda para aumentar meu poder imunológico e conseguir uma saúde melhor?

Seguindo as disciplinas naturais do Ayurveda em sua vida diária, você pode equilibrar os níveis dos elementos fundamentais em seu sistema. Uma vez que seus elementos entrem em estado de equilíbrio, sua boa saúde se refletirá no poder de resistência de seu corpo.

Como mencionei anteriormente, o Ayurveda tradicional enfatiza a descoberta da causa raiz dos distúrbios e o tratamento deles com soluções naturais, em vez de suprimir os sintomas com soluções temporárias. De acordo com essa sabedoria ancestral, você pode apoiar seu estado natural de saúde mantendo uma disciplina em sua vida diária com três práticas: comer os alimentos certos para equilibrar seus Elementos Atualmente Dominantes (PDE), cultivar e manter pensamentos inspiradores em sua mente e manter um estilo de vida saudável, com descanso e exercícios suficientes para o seu atual estado corporal e mental.

> Você não tem nada a perder tentando algo novo todos os dias. Lembre-se frequentemente de que ninguém nunca aprendeu nada completamente sem cometer alguns erros. Como dizia minha avó, é melhor errar e aprender com o erro do que não fazer nada. Mas tente não repetir os mesmos erros, pois isso reduzirá suas oportunidades de tentar algo novo ou cometer outro erro. Esta é uma das lições básicas enquanto você adquire seu Ayurveda, sua sabedoria de vida.

Capítulo 2

AYURVEDA E IMUNIDADE

Neste capítulo, examinaremos as principais razões para a baixa imunidade no corpo humano e sua correlação com as três forças: Kapha, Pitta e Vata. Visto que nosso sistema digestivo é a base de nossa imunidade, aprenderemos sobre os três diferentes distúrbios digestivos causados pelo agravamento dessas três forças. Também examinaremos sete causas gerais de baixa imunidade comumente vistas em nossa sociedade moderna.

Um dos principais motivos da baixa imunidade e também das causas das doenças é o acúmulo de toxinas (*ama*) nos canais circulatórios, o que bloqueia o transporte das células do sistema imunológico. Se os órgãos do sistema digestivo não estão funcionando bem, as toxinas podem se acumular nos canais e atrapalhar o funcionamento normal de todo o sistema, reduzindo o poder de resistência natural e a vitalidade do corpo. Como vimos antes, *Agni*, o elemento Fogo desempenha um papel importante na função ou na disfunção dos sistemas digestivo e metabólico.

No estado de *Sama Agni* (elemento Fogo equilibrado), todo o processo de digestão e metabolismo – desde a digestão dos alimentos e a absorção de nutrientes até a distribuição, armazenamento e liberação de energia no nível celular e eliminação de toxinas através da urina, suor e fezes – funciona sem complicações. Mas se o *Agni* do corpo está desequilibrado, podem ocorrer três tipos de distúrbios digestivos que afetam o poder imunológico e tornam o corpo sujeito a ataques patogênicos aos órgãos.

Distúrbios digestivos que enfraquecem o sistema imunológico

1. *Manda Agni (digestão lenta):* a digestão fraca resulta da falta de *Agni* – o nível mínimo de fogo digestivo necessário para o funcionamento do sistema digestivo. Devido ao baixo nível do elemento Fogo no sistema, a digestão dos alimentos leva mais tempo, criando indigestão e problemas relacionados aos gases no estômago. A digestão lenta também leva ao acúmulo de toxinas nos canais, atraindo microrganismos externos nocivos.
2. *Tikshna Agni (digestão intensa):* esta condição é causada pela hiperatividade do *Agni*. Com o intenso calor do elemento Fogo, o sistema digestivo decompõe a comida muito rápido. Nesse estado de atividade hiperacídica, a pessoa muitas vezes fica com fome e insatisfeita, mesmo depois de comer. Essa condição pode causar refluxo ácido do estômago e uma sensação de queimação no esôfago e, se o problema não for resolvido a tempo, pode causar úlceras.
3. *Vishama Agni (digestão difícil):* digestão irregular é uma condição em que o sistema digestivo funciona de forma imprevisível. Nesse estado, o nível de *Agni* pode estar muito alto ou muito baixo, tornando a digestão rápida ou lenta. Isso pode causar inchaço ou sensação de queimação, ou ambos os problemas, no estômago e no esôfago. Essa condição leva à inflamação do corpo, o que atrai infecções e alerta o sistema imunológico.

Se você está experimentando algum desses sintomas digestivos, pode concluir que seu *Agni* não está em um estado de equilíbrio no momento. E como o *Agni* é um dos principais fatores do seu sistema imunológico, seu poder imunológico depende de sua estabilidade.

Existem vários motivos pelos quais o *Agni* em seu sistema pode ser perturbado. Encontrar a causa raiz e corrigir sua digestão e metabolismo com um conhecimento Ayurvédico é o primeiro passo para melhorar sua saúde.

De acordo com o Ayurveda, as três forças (*Kapha*, *Pitta* e *Vata*) controlam a função geral do corpo, incluindo a digestão e o metabolismo. Enquanto *Sama Agni* é o ponto de equilíbrio do elemento Fogo controlado das três forças no sistema digestivo, o estado desequilibrado deste elemento perturba as forças e causa três tipos de problemas na digestão: *Kapha* perturbado (*Manda Agni*), *Pitta* perturbado (*Tikshna Agni*) e *Vata* perturbado (*Vishama Agni*).

A correlação entre Agni e peso corporal

A digestão e o metabolismo desempenham um papel importante nas flutuações do peso corporal de uma pessoa e existem dois tipos de funções metabólicas no corpo: metabolismo construtivo e metabolismo destrutivo. Por meio do metabolismo construtivo o corpo recebe nutrientes dos alimentos digeridos, gerando novos tecidos e restaurando energia nas células, enquanto por meio do metabolismo destrutivo, a energia é liberada das células e as excreções do corpo são expelidas do sistema.

Juntamente com o *Jalam* (Água), o *Agni* (Fogo) forma ácidos digestivos e enzimas que auxiliam na decomposição dos alimentos nas diferentes fases da digestão, desde a língua até o intestino delgado. Essas enzimas digestivas podem ser encontradas nas glândulas salivares e no pâncreas, no revestimento do estômago e no intestino delgado. Entre os estimuladores digestivos, o ácido clorídrico no estômago contém o nível mais alto de *Agni*.

As enzimas e ácidos formados pelos elementos Água e Fogo auxiliam no primeiro estágio da digestão e do metabolismo: digerir os alimentos e absorver os nutrientes através do revestimento do intestino delgado, transportá-los para as células através do sangue e armazená-los como um reservatório de energia ou como elementos construtivos para novos tecidos.

No segundo estágio da digestão e do metabolismo, *Agni* (Fogo), junto com *Vayu* (Ar), libera a energia armazenada durante as funções do corpo e elimina partículas de resíduos alimentares pelos canais excretores.

O nível de *Agni* de cada pessoa e, portanto, sua digestão e metabolismo, muda de acordo com o nível dos elementos dominantes nos sistemas do corpo. Se os elementos Terra e Água dominam o sistema, o corpo é impulsionado pela força de *Kapha*, com tendência a ficar acima do peso e ter dificuldade em perder peso devido ao caráter gravitacional dessa força. Mas se os elementos Ar e Éter dominam o sistema, o corpo é impulsionado pela força de *Vata* e tem dificuldade em ganhar e manter o peso adequado. Essa pessoa frequentemente luta com baixa massa corporal e sintomas relacionados devido aos efeitos da antigravidade nesta força. Se os elementos Fogo e Água dominam o sistema, o corpo é impulsionado pela força de *Pitta* e mantém um peso consistente devido a um sistema digestivo ativo, um apetite estável e um estilo de vida enérgico. Isso ajuda os órgãos metabólicos do corpo a receber nutrientes a tempo e eliminar toxinas dos canais sem interrupção. Mas se *Pitta* é a força dominante em um sistema, também há uma chance maior de um desequilíbrio no *Agni*, que pode agravar *Pitta* e levar a sintomas e, eventualmente, doenças nos órgãos digestivos.

Nos próximos capítulos, você aprenderá mais sobre essas três forças e seus efeitos no corpo humano em seus estados estáveis e instáveis.

Sete causas gerais de baixa imunidade

Antes de começarmos nosso estudo sobre como podemos melhorar nossa saúde com a ajuda do Ayurveda, vamos examinar algumas razões gerais pelas quais nosso sistema imunológico pode não estar funcionando em um nível ideal.

Embora existam muitos fatores que podem influenciar o nível de *Agni* no corpo e o poder de resistência natural do nosso sistema, há sete fatores comumente vistos em nossa sociedade moderna que devemos discutir antes de prosseguirmos com nossos estudos.

1. *Fracos hábitos alimentares*

O que acontece se enchermos o tanque de um carro a diesel com gasolina? Pode funcionar por um tempo, mas logo haverá problemas com o motor e o carro irá quebrar na estrada. Se alimentarmos nosso estômago com a comida errada, o combustível errado, mais cedo ou mais tarde nosso motor da saúde irá quebrar no caminho de nossa vida.

Embora todos os carros tenham semelhanças em suas funções gerais na estrada, eles não são todos iguais. Cada veículo difere em quilometragem e no tipo de combustível necessário, em potência e desempenho. Da mesma maneira que, embora nós, humanos, pareçamos uns com os outros em nossas características físicas, na forma de nossos órgãos e na função geral de nossos sistemas internos, somos diferentes em termos de nossa natureza central, nosso motor. É por isso que precisamos fornecer o combustível certo, a comida certa para nosso sistema digestivo, e não apenas o que cabe em nosso estômago. Mas infelizmente parecemos acreditar que todos os humanos podem comer todos os alimentos disponíveis no supermercado.

Para corrigir o funcionamento do seu sistema digestivo, determine o estado atual da sua digestão e faça as modificações necessárias em seus hábitos alimentares diários. Por exemplo, se você tem menos *Agni* no trato digestivo e um estômago inchado com gases ou indigestão, certifique-se de aumentar o nível de *Agni* adicionando especiarias suficientes à sua comida como melhoradores digestivos. Se você tem problemas com fogo intenso e está sofrendo de hiperacidez, azia ou refluxo ácido, reduza o *Agni* em seu sistema evitando especiarias fortes e alimentos e bebidas ácidas em sua dieta diária. (Você encontrará mais informações e uma lista de alimentos que aumentam e diminuem o *Agni* nos capítulos 10 e 11.)

Boa saúde e imunidade ideal refletem no funcionamento diário do estômago. Se você é um iniciante no Ayurveda, obter o conhecimento dessa sabedoria ancestral por meio da leitura deste livro é o primeiro passo. Lembre-se de ver seu corpo como o principal material de aprendizagem. Comece a monitorar a função diária de seu estômago, especialmente após cada refeição. Em um estado saudável, você tem um apetite regular que funciona como um relógio e os movimentos intestinais ocorrem de uma a três vezes ao dia, sem prisão de ventre, diarreia, gases, inchaço, refluxo ácido, azia, cólicas ou outros problemas estomacais. Se você tem problemas de digestão, tente mudar seus hábitos alimentares adicionando ou eliminando alguns alimentos e bebidas que podem estar afetando o *Agni* no trato digestivo.

2. Forte estresse ou depressão

Dois fatores que podem reduzir o poder imunológico são o estresse mental e a depressão. Em nossa sociedade moderna, o estresse é uma das principais causas de muitos problemas de saúde. O estresse crônico não apenas afeta a função de nosso metabolismo, perturbando o nível de *Agni*, como também causa sérios danos às funções hormonais em nosso sistema endócrino. Por exemplo, nosso corpo tem um mecanismo de defesa de emergência que libera hormônios como o cortisol e a adrenalina das glândulas suprarrenais, quando estamos diante de uma situação perigosa, na qual o corpo precisa reagir rapidamente. Quando a mente percebe um perigo externo, as glândulas pituitárias no cérebro estimulam as glândulas suprarrenais a liberar os hormônios que sustentam os sistemas do corpo para uma ação repentina.

Em uma emergência, os hormônios cortisol interrompem temporariamente as funções físicas dos sistemas não essenciais do corpo, como os sistemas reprodutivo e imunológico, e redirecionam essa energia para o poder de luta ou fuga do corpo. Enquanto isso, os hormônios adrenalina aumentam a frequência cardíaca, aumentam o suprimento de sangue e oxigênio e liberam glicose, preparando-se para a ação rápida dos músculos.

Embora os hormônios cortisol e adrenalina façam parte do mecanismo de defesa de emergência do corpo, às vezes, situações sem risco de vida também podem desencadear as glândulas suprarrenais. Quando a mente fica muito excitada ou estressada, esses hormônios são liberados no sangue e preparam o corpo para agir instantaneamente. Se vivermos continuamente sob esta condição, nossos hormônios do estresse, cortisol e adrenalina, serão constantemente liberados em nosso sangue, perturbando o elemento Fogo no corpo. Isso pausa as funções de nosso sistema imunológico para usar a energia e, com isso, elevar a frequência cardíaca e as funções respiratórias e hepáticas. Se essa situação persistir por muito tempo, nosso sistema endócrino entrará em colapso e nosso poder de resistência natural será enfraquecido pela supressão contínua de nosso sistema imunológico. O forte estresse também pode reduzir a capacidade de nosso cérebro de dar os sinais corretos para proteger nosso corpo nos momentos em que ele precisa de uma defesa, como quando patógenos estão ameaçando nosso sistema.

Outras consequências comuns de viver com níveis elevados de estresse são os distúrbios autoimunes. Em condições saudáveis, nosso cérebro detecta patógenos invasores em nossos sistemas corporais e sinaliza para nossas células imunológicas para atacar o invasor. Nosso cérebro é o capitão do exército, nosso sistema imunológico, e suas ordens são vitais para a vitória sobre nossos inimigos, os patógenos que entram em nosso território, nossos sistemas corporais. Mas devido ao forte estresse, nosso cérebro perde sua capacidade natural de sentir o inimigo e direcionar nosso sistema imunológico para lutar contra ele. Já que o sistema imunológico sempre obedece às ordens do capitão, o cérebro, se ele der uma ordem errada, nosso exército pode até atacar nossos próprios órgãos e destruir nossos próprios sistemas. Chamamos esse estado de doença autoimune.

Embora os distúrbios autoimunes possam afetar qualquer parte do corpo, eles frequentemente perturbam o sistema endócrino, por exemplo, as funções naturais da glândula tireoide e a produção de insulina no pâncreas. Esses distúrbios também afetam a pele (causando, por exemplo, psoríase), os nervos e os músculos (causando esclerose múltipla), as articulações (causando artrite reumatoide) e as funções dos glóbulos vermelhos. As doenças autoimunes também aumentam o risco de certos tipos de câncer e inflamações crônicas no corpo. A melhor maneira de evitar que nosso sistema imunológico entre nesse estado é proporcionar ao nosso cérebro descanso e relaxamento suficientes, evitando ou reduzindo pensamentos e situações estressantes.

Com a ajuda das sugestões de estilo de vida Ayurvédico neste livro, você pode fazer as modificações necessárias em sua vida diária e salvar sua mente do estresse e dos sintomas relacionados. Você pode aprender mais sobre como ajustar sua vida pessoal e profissional com as ferramentas desta antiga ciência da saúde e evitar situações estressantes em sua vida mantendo corpo e mente saudáveis.

Outro estado que enfraquece o sistema imunológico é a depressão, que é um transtorno mental causado pelo agravamento da força *Kapha*, impulsionada pelos elementos Terra e Água do sistema. Quando uma mente está em estado de depressão, ela desacelera as funções dos sistemas do corpo, incluindo o sistema digestivo e o metabolismo. Este nível reduzido de *Agni* não apenas diminui o poder imunológico, mas também faz com que as toxinas se acumulem nos canais que bloqueiam as energias sutis que mantêm a saúde geral e a vitalidade da pessoa. Devido a esses canais bloqueados e do aumento de toxinas, o corpo estará sob constante ameaça de microrganismos externos nocivos e das doenças que eles causam.

Existem muitas causas para a depressão, incluindo medicamentos, drogas, trauma ou luto que nos afetam de forma diferente de acordo com nossa *prakruti*, nossos elementos dominantes de nascimento e quaisquer desequilíbrios atuais no sistema. Por exemplo, embora o luto possa evoluir para depressão na mente de qualquer pessoa, os indivíduos *Kapha* dominantes têm o maior risco de ter esse problema mental devido ao seu apego excessivo às pessoas e ao seu entorno. Para um dominante *Kapha*, pode ser difícil aceitar que, mais cedo ou mais tarde, tudo mudará na vida, ou mesmo desaparecerá.

Visto que uma mente depressiva pode cair em muitos hábitos prejudiciais à saúde, como distúrbios alimentares e alcoolismo, e a maioria das pessoas no mundo vai passar por um estado de depressão em algum período de suas vidas, temos que levar esse estado de queda mental em séria consideração e agir a tempo de superá-lo por meio da prática disciplinada de um estilo de vida ativo Ayurvédico, alimentos vitalizantes e exercícios energizantes.

3. Falta de descanso ou sono insatisfatório

Existe alguma terapia melhor do que dormir para restaurar nossa energia e manter uma boa saúde? Pela minha experiência de trabalho com pacientes não há substituto para a terapia do sono, e é por isso que devemos investir cerca de um terço de nossa vida no sono. Durante as horas de sono, nossos sistemas internos são limpos de toxinas físicas e mentais, nossas células velhas são substituídas por novas e corpo e mente são renovados com energias vitais. Se não dormirmos o suficiente, nosso corpo não terá tempo para eliminar as toxinas, o que bloqueará os canais circulatórios e afetará o nível de *Agni* e, portanto, o sistema imunológico. A longo prazo, as toxinas e a gordura acumuladas podem criar inflamação no corpo, baixo poder de resistência contra infecções e obesidade.

Juntamente a uma dieta adequada e exercícios físicos, um sono de qualidade é uma terapia natural de rejuvenescimento. A qualidade do sono é medida não apenas pelo total de horas dormida, mas também pela profundidade da "parada total" do nosso corpo e mente durante o sono. Por exemplo, algumas pessoas dormem um número adequado de horas, mas acordam com cansaço do corpo ou com a mente inquieta. Isso acontece quando o sono é superficial e a mente subconsciente está acordada, embora a mente consciente esteja dormindo. Se nossa mente está preocupada com algo em nossa vida, como preocupações com a própria saúde, situação de trabalho, relacionamentos ou ansiedade sobre a vida de parentes próximos, então nossa mente subconsciente pode estar alerta ao longo do dia e da noite.

O sono é um rejuvenescedor natural de nossos sistemas corporais e mentais. O Ayurveda enfatiza dar atenção primária à melhoria da qualidade do nosso sono, entendendo a causa raiz de nossos problemas para dormir, redefinindo nosso estilo de vida atual e aprendendo sobre os padrões naturais de sono com base nos elementos dominantes em nosso sistema. Quando você entende esses dois fatores conflitantes em sua vida – seu tipo de corpo e mente e o que no seu estilo de vida está atrapalhando isso – então você pode usar as ferramentas Ayurvédicas para corrigir o problema com os ajustes certos em seu estilo de vida e hábitos alimentares que irão melhorar a qualidade do seu sono.

Ojas

O Ayurveda descreve *ojas* como o tônico do nosso corpo e da nossa mente, gerado e armazenado em grande parte na região do Chacra Cardíaco (centro do tórax) durante o sono. Essa energia sutil desempenha um papel importante no mecanismo geral de defesa dos sistemas mente-corpo ao longo de nossa vida. Uma quantidade suficiente de *ojas* no Chacra do Coração é essencial para limpar, rejuvenescer e proteger os sistemas contra doenças. Quando falta sono em seu corpo, resultando em deficiência de *ojas*, você se sente cansado fisicamente e sente tédio na mente. Uma deficiência de *ojas* em seu sistema também pode criar pressão no centro do tórax, tornando um esforço para fazer respirações completas (expansão restrita do diafragma). Quando você está cansado, sente que quer bocejar, mas devido à falta de *ojas*, não pode completar um bocejo ou respirar longa e profundamente.

Embora muitas pessoas tenham problemas de sono, existem três tipos mais comuns, que resultam de desequilíbrios nos elementos que dominam o corpo e a mente. Por exemplo, se houver um desequilíbrio nos elementos Terra e Água que agrave a força de *Kapha*, a pessoa terá dificuldade para acordar pela manhã. Mesmo depois de um longo sono, acorda com lentidão no corpo e na mente. Se os elementos estão em um estado de desequilíbrio, os dominantes *Pitta* (elementos Fogo e Água) sofrem com a luz, sono interrompido, enquanto os dominantes *Vata* (elementos Ar e Éter) lutam para adormecer. O Ayurveda tem soluções para a insônia causada por distúrbios em todos os elementos, independentemente da idade e do estado de saúde da pessoa. (Aprenderemos sobre as soluções do Ayurveda para dormir melhor no capítulo 14).

4. Uso excessivo de medicamentos farmacêuticos

Uma vez que um bom sono é um rejuvenescedor natural de nossos sistemas mente-corpo e uma das principais práticas para manter nosso poder imunológico e *ojas*, qualquer coisa que reduza a qualidade de nosso sono pode ser considerado um destruidor de nossa imunidade e bem-estar. E o uso excessivo de drogas farmacêuticas desempenha um grande papel em perturbar nosso sono natural e enfraquecer o poder de resistência do nosso corpo.

Sabemos que milhões de pessoas no mundo estão sobrevivendo com o apoio de pílulas químicas. Nossa sociedade moderna é uma cultura de *fast-food*, *fast-life* e *fast-death*, e essas pílulas desempenham um papel importante em nos manter vivos nos tempos modernos. No entanto, alguns medicamentos usados para tratar doenças cardíacas e variações da pressão arterial, por exemplo, podem causar problemas de sono. Mesmo uma overdose de ervas Ayurvédicas - *ashwagandha*, por exemplo - pode levar a distúrbios do sono, já que seu efeito estimulante às vezes perturba a mente e dificulta o sono profundo.

O número de pessoas no mundo usando drogas como antibióticos aumenta a cada ano. A própria palavra antibióticos significa "contra a vida" e já sabemos que, se usarmos esses medicamentos de emergência desnecessariamente, eles podem danificar os microrganismos benéficos que vivem em nosso sistema digestivo e criar problemas mais graves em nossa saúde. Também precisamos considerar que apenas uma pequena porcentagem dos antibióticos produzidos no mundo é usada para tratar infecções bacterianas em humanos - o restante dos antibióticos produzidos chegará ao nosso corpo indiretamente. Enormes quantidades desses antibióticos entram no corpo humano todos os dias por meio de produtos e subprodutos de origem animal, uma vez que são usados para alimentar animais de fazenda como um medicamento preventivo, para tratar doenças ou para promover o crescimento. Esses produtos químicos entram em nosso corpo se consumirmos esses animais ou seus subprodutos, como laticínios ou ovos, em nossas refeições, e as substâncias nocivas são depositadas em nosso sistema metabólico como toxinas que reduzem o poder de resistência natural do corpo. Se decidirmos continuar com essa cultura alimentar, nós, humanos, precisaremos nos preparar para dosagens mais altas de antibióticos toda vez que uma nova bactéria prejudicial surgir. Porque, enquanto o poder de resistência de nosso corpo é reduzido pelo uso excessivo de antibióticos que recebemos através de nossa alimentação diária de origem animal, as bactérias estão se tornando mais poderosas a cada ano, melhorando seu poder de resistência contra os antibióticos. Isso é considerado uma grande ameaça para os humanos no futuro próximo.

Lembre-se também de que microrganismos benéficos, como as bactérias "boas" em nosso trato digestivo, são nossa principal linha de defesa contra patógenos que entram no sistema. Essas bactérias boas produzem "antibióticos naturais" para lutar contra microrganismos externos prejudiciais. Mas o uso excessivo dessas drogas, os antibióticos químicos que nós, humanos, ingerimos por meio de alimentos de origem animal, pode colapsar todo o sistema de defesa alinhado em nosso trato digestivo.

5. Uso de álcool

A maioria de nós já sabe que as drogas socialmente aceitas, como as bebidas alcoólicas, reduzem a vitalidade natural do sistema mente-corpo com seu lento efeito de envenenamento. A ingestão de álcool cria um desequilíbrio nos elementos Terra e Água do corpo e perturba o revestimento da membrana mucosa dos tratos respiratório, digestivo e urogenital.

Em um corpo saudável, os elementos Terra e Água mantêm as membranas mucosas, com sua propriedade hidratante como a primeira camada de células do sistema imunológico. Como guardas de segurança, essas células imunes criam uma superfície úmida sobre os tecidos epiteliais dos canais internos, onde há uma passagem de entrada ou saída de ar, água ou partículas de alimentos. Estes são os principais canais através dos quais a maioria dos microrganismos externos nocivos passa para o corpo. As passagens são os olhos, narinas, boca, traqueia e pulmões, bem como as paredes internas do estômago e dos intestinos e os canais da uretra e da vagina.

O uso contínuo de álcool danifica esses revestimentos protetores, seja ao drenar o conteúdo de umidade dessas células e desarmar seu poder imunológico, seja ao gerar excesso de muco nesses canais e criar bloqueios e inflamação que atraem os patógenos. Por exemplo, o álcool pode destruir as membranas mucosas dos canais respiratórios, o que permite fácil acesso de infecções aos pulmões e aumenta o risco de inflamação nos canais respiratórios, levando a doenças como pneumonia e tuberculose.

O álcool também cria desequilíbrios nos elementos Fogo e Água e afeta a função do sistema digestivo, onde o *Agni*, o fogo digestivo, controla o sistema de aquecimento central do corpo, o mantenedor natural do poder imunológico. Com suas propriedades ácidas, o álcool mata os micróbios benéficos nos intestinos que desempenham um papel importante na luta contra os patógenos. O uso regular dessas bebidas danifica os tecidos epiteliais do intestino, o que torna mais difícil para o sangue absorver os nutrientes dos alimentos, tornando o corpo muito fraco para manter um sistema imunológico saudável. Os danos no revestimento interno dos intestinos causados por essa forma líquida da droga permitem que a bactéria passe para o sangue e pode causar inflamação no fígado.

Ao perturbar o fogo digestivo, drogas como o álcool diminuem o nível de glóbulos brancos no sangue. (Como mencionado anteriormente, os glóbulos brancos são parte do sistema de defesa que luta contra os patógenos e protege o corpo de doenças infecciosas.) Além disso, o álcool reduz a mobilidade dos glóbulos brancos em direção à inflamação nos tecidos do corpo, onde as chances de infecção são altas e uma maior potência de resistência é necessária.

O uso intenso de álcool ou outros tipos de drogas pode colapsar o estado natural de *Agni*, que é o que controla o sistema de aquecimento do corpo, tornando as células frias e sujeitas a bactérias, vírus, fungos e parasitas nocivos externos. Um desequilíbrio dos elementos Fogo e Água no corpo causa a destruição de três tipos de células em nosso sangue: macrófagos, células T e células B. Enquanto os macrófagos comem as células prejudiciais que geram em nosso corpo, incluindo células cancerosas, as células T funcionam como anticorpos contra certos patógenos e as células B secretam as proteínas chamadas citocinas, que eliminam as células afetadas por microrganismos prejudiciais. Quando o poder de resistência natural dessas células é diminuído, uma parte importante de nossa imunidade é destruída em nosso sistema. Isso permitirá que os agentes patogênicos invasores entrem em nosso corpo em um nível micro.

Beber demasiado também pode aumentar o risco de doenças sexualmente transmissíveis, uma vez que o poder de resistência é mais fraco no sistema reprodutivo quando em estado de desequilíbrio nos elementos do Ar e do Éter. No nível da mente, os elementos perturbados do Ar e do Éter afetam o sistema nervoso central e, portanto, a memória, causando problemas como falta de concentração, má coordenação das informações assimiladas pelos sentidos e menor controle dos órgãos devido ao enfraquecimento de habilidades motoras.

Embora o álcool seja prejudicial para todos os tipos de corpo, com base nas experiências de meus clientes tenho visto os piores danos em corpos dominantemente *Pitta*, onde os efeitos se manifestam rapidamente e em alto nível. O álcool tem um efeito rápido em um corpo dominado por *Pitta*, porque o elemento Fogo no corpo reage rapidamente à propriedade semelhante no licor, como despejar gás no fogo. Um corpo dominado por *Vata* também reage instantaneamente ao álcool, mesmo em pequenas doses, por causa de seu sistema nervoso central sensível. Por outro lado, a reação ao álcool é mais lenta em corpos dominados por *Kapha* e eles podem conter grandes quantidades. Porém, devido a essa alta capacidade, um corpo dominado por *Kapha* tende a beber grandes quantidades de álcool, podendo tornar a pessoa viciada em bebidas alcoólicas. E uma vez que adquire o hábito de beber, a forte tendência de apego na personalidade da pessoa dominada por *Kapha* dificulta a decisão de parar.

6. Estilo de vida destrutivo

O estilo de vida escolhido desempenha um papel importante na manutenção de nossa saúde, afetando nosso poder de resistência. O estilo de vida de um indivíduo é moldado pelas suas condições diárias, hábitos saudáveis ou não, relacionamentos pessoais bons ou ruins, satisfação ou insatisfação profissional, nível de poluição da atmosfera, condições climáticas e uma relação próxima ou distante com a natureza. Em qualquer idade podemos melhorar nossa saúde, fazendo ajustes no estilo de vida que correspondem ao nosso tipo mente-corpo. (No próximo capítulo, aprenderemos sobre o tipo mente-corpo de um ser humano, que é determinado pelos elementos dominantes no momento do nascimento, mas pode ser influenciado pela idade, estação e até mesmo a hora do dia.)

> O poder imunológico difere de pessoa para pessoa, o que o Ayurveda explica como o poder de resistência de diferentes tipos de corpo. Por exemplo, como regra geral, se o corpo é dominado pelos elementos Terra e Água e esses elementos estão em um estado de equilíbrio, então esses tipos de corpos têm naturalmente um alto poder de resistência. Mas eles também são sensíveis à umidade e estão sujeitos a sintomas ou doenças nos sistemas que compõem a parte superior do corpo, como o circulatório e o respiratório.
>
> Os corpos de Fogo-Água dominantes são sensíveis ao excesso de calor e frequentemente apresentam problemas nos órgãos relacionados à digestão, como fígado, baço, pâncreas, estômago e intestino delgado.
>
> Corpos dominantes de Ar-Éter são sensíveis ao frio e estão sujeitos a doenças na parte inferior do corpo, como nos órgãos reprodutivos, cólon e reto.

Para alcançar o máximo de saúde e poder de resistência contra doenças, cada pessoa precisa manter um estilo de vida de acordo com a constituição de seu corpo e de seu estado de saúde atual. Se uma pessoa leva um estilo de vida contraditório às suas qualidades naturais, isso diminuirá as energias vitais (*ojas*, *thejas* e *prana*) no corpo sutil. Por exemplo, se uma pessoa dominada pelos elementos Terra e Água leva um estilo de vida em que dorme muito pela manhã e durante o dia, come alimentos ricos em amido e oleosos, está em um relacionamento tóxico, mas não é capaz de sair por causa do apego ou da depressão, mora em um lugar úmido, trabalha na área errada de interesse e continua no mesmo emprego, ano após ano, só para pagar as contas, isso pode esgotar suas energias e levar a graves problemas de saúde. E se uma pessoa dominante nos elementos Fogo e Água ou nos elementos Ar e Éter escolhe o estilo de vida errado, sem considerar suas qualidades e limitações naturais, isso pode levá-la a ter problemas de saúde, o que causará doenças devido a um sistema imunológico enfraquecido. (Veja mais sobre o estilo de vida recomendado para cada tipo de corpo nos capítulos 12 e 13.)

7. Falta de exercício

O corpo humano obtém sua nutrição por meio da ingestão dos alimentos certos e do descanso mediante a um sono suficiente. Porém, mesmo que um corpo receba comida e descanso, o sistema circulatório não funcionará em seu nível ideal sem movimento suficiente, pois isso é necessário para que as células imunológicas do corpo sejam distribuídas no nível máximo. A falta de exercícios pode criar bloqueios nos canais devido ao acúmulo de toxinas, causando inflamação e sendo, portanto, um convite aos patógenos para invadir os tecidos do corpo.

Em nosso mundo moderno restringimos os movimentos naturais do nosso corpo pelos itens que usamos para nosso conforto ao sentar, levantar e deitar. Se examinarmos essas posturas corporais, podemos ver que não são naturais. Por exemplo, se olharmos para nossos sapatos, muitas vezes eles estão longe de ser compatíveis com o formato de nossos pés. Em vez disso, nossos pés são forçados a se ajustar às solas e ao formato dos sapatos que usamos. O mesmo problema ocorre com as cadeiras em que nos sentamos e com os colchões em que dormimos. Portanto, é importante que corrijamos nossa postura e facilitemos os movimentos naturais praticando os exercícios de Ioga corretos para nos ajudar a alcançar o máximo de flexibilidade, equilíbrio e força. (Falaremos mais sobre os programas de Ioga recomendados para cada tipo de corpo no capítulo 18.)

Ao estabelecer disciplina em seus exercícios diários, você melhorará não apenas sua postura, mas também a capacidade de nutrição de seu corpo, dando ao sistema circulatório a chance de substituir células velhas, gerando e mantendo as novas com a essência de seu sangue.

Considerando o sangue como o rio do seu corpo, o transportador dos nutrientes e das toxinas, é essencial apoiar o sistema circulatório com os exercícios adequados para o seu tipo de corpo. Caso contrário, a falta de exercícios leva a uma má circulação sanguínea e, portanto, a uma imunidade mais fraca nas células.

> Conforme avança em seus estudos do Ayurveda, você vai perceber que diferentes tipos de corpos precisam de uma quantidade diferente de exercícios para manter uma boa saúde. Por exemplo, enquanto os corpos dominados pelos elementos Terra e Água precisam de exercícios pesados para manter um sistema circulatório melhor, os corpos dominados pelo Ar e pelo Éter precisam de exercícios leves. Para os corpos dominados pelo Fogo e pela Água o Ayurveda recomenda exercícios calmantes, para evitar perturbar os elementos e, portanto, o sistema. Isso significa que para manter uma boa saúde e uma boa imunidade, é importante não apenas fazer exercícios, mas também escolher os exercícios adequados para o seu tipo corporal.

Se você está ocupado com sua vida diária, certifique-se de fazer pelo menos quinze minutos de exercícios todos os dias para melhorar os poderes naturais do seu corpo. E quando você tiver mais tempo, talvez nos finais de semana, tente fazer uma ou duas horas de seu programa completo de exercícios para aumentar sua força, enquanto nos outros dias pode manter sua saúde com treinos mais curtos.

Capítulo 3

AS TRÊS FORÇAS QUE INFLUENCIAM SUA SAÚDE: *KAPHA, PITTA E VATA*

Para uma compreensão mais profunda dos fatores que influenciam nossa imunidade e nossa saúde, vamos agora avançar para a terminologia do Ayurveda e como esta antiga ciência analisa as funções mente-corpo. Neste capítulo, você aprenderá sobre nascimento, idade, estação e dominações de tempo e como distinguir entre *prakruti* e *vikruti*, Elementos Dominantes de Nascimento e Elementos Atualmente Dominantes. Estas são palavras e frases que muitas vezes confundem iniciantes e também estudantes de Ayurveda de longa data. Você já reconhece as palavras *Kapha*, *Pitta* e *Vata* do início do livro. Ao continuar lendo, você vai obter uma compreensão mais profunda dessas três forças e de como as pessoas dominadas pelas diferentes forças agem e reagem em várias situações da vida.

Desde o nascimento até a morte, a vida humana passa por diferentes idades e estações. Enquanto essas mudanças acontecem em nossa natureza externa como estações, nossa natureza interna, os órgãos e sistemas em nosso corpo, também mudam como parte do envelhecimento devido à influência de três forças naturais.

Lembre-se de que todos nascemos sob a influência dos cinco elementos, porém, alguns deles são dominantes em nosso sistema mente-corpo desde o início (concepção). Durante os anos de nosso crescimento, as forças externas influenciam a função de nosso sistema interno, às vezes fazendo grandes mudanças em nossos elementos dominantes. Se não reconhecermos essas mudanças com o tempo e deixarmos de fazer ajustes em nosso estilo de vida de acordo com cada situação, nossos elementos podem ficar fora de equilíbrio e acabar se manisfestando como sintomas no corpo e na mente. E se não corrigirmos os elementos perturbados a tempo, eles podem enfraquecer nosso poder de resistência natural e tornar nosso corpo sujeito a doenças.

O primeiro passo para manter sua saúde natural e sua imunidade é determinar seu estado de saúde atual usando as ferramentas do Ayurveda e, se houver um desequilíbrio em qualquer um dos cinco elementos, trabalhe para equilibrá-los. No capítulo 5, você vai encontrar um autoteste que vai ajudar a determinar seus elementos dominantes no momento. Usando esses resultados, você pode seguir as recomendações alimentares e de estilo de vida fornecidas neste livro para seu estado de saúde atual.

Fatores naturais que afetam sua saúde ao longo do tempo, idade e estações

Antes de fazer o teste do capítulo 5 para determinar seus elementos dominantes no momento (seu PDE), quero dar uma ideia dos fatores que influenciam seu PDE no nascimento e em diferentes estágios de sua vida.

Existem quatro fatores que afetam naturalmente nosso corpo e controlam nossa saúde. O primeiro são os elementos dominantes do nascimento, que determinam as características essenciais da natureza interna de uma pessoa (qualidades físicas e mentais). Os Elementos Dominantes do Nascimento são os elementos que dominam um corpo humano no momento da concepção dessa vida no ventre da mãe. Além dos Elementos Dominantes do Nascimento, existem mais três fatores que dominam nossa natureza externa e que influenciam nosso poder imunológico e nossa saúde de tempos em tempos: força dominante da idade, força dominante da estação e força dominante da hora do dia.

> As funções mente-corpo de um ser humano são influenciadas pelas seguintes forças:
>
> 1. **A força dominante do nascimento**, que permanece inalterada desde o nascimento durante toda a vida.
> 2. **A força dominante da idade**, que influencia uma pessoa durante o processo de envelhecimento.
> 3. **A força dominante da estação**, que muda com as diferentes estações do ano.
> 4. **A força dominante do tempo**, que varia durante o dia, desde a manhã até tarde da noite.

Podemos olhar para o nascimento, a idade, a estação e o tempo no relógio e assim entender a influência dessas quatro forças na vida de uma pessoa (veja a ilustração).

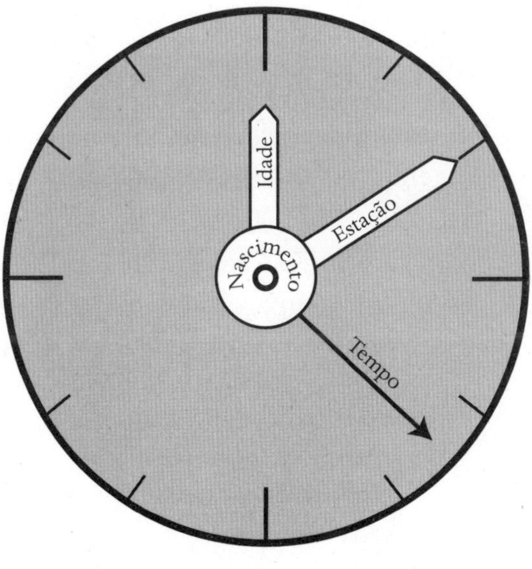

O nascimento, a idade, a estação e o tempo cronológico.

Fatores naturais que afetam as forças que controlam seus sistemas mente-corpo

Fator Dominante	**Movimento**	**Mudança nas características**	**Mudança das Forças** ***(Kapha, Pitta, Pitta-Vata e Vata, respectivamente)***
Nascimento	Sem movimento (permanente)	Sem mudanças durante a vida inteira	Constante desde o nascimento até a morte
Idade	Sentindo horário	Muda de 30 em 30 anos	Infância, juventude, fase adulta e terceira idade
Estação	Sentindo horário	Muda a cada três meses	Primavera, verão, outono e inverno
Período do dia	Sentindo horário	Muda a cada seis horas	Manhã, meio-dia, tarde, noite

A pele é o mediador entre nossa natureza interna e externa, se observarmos as mudanças em nosso corpo em diferentes idades e durante as diferentes épocas da vida, podemos compreender a inegável influência da Mãe Natureza em nossa saúde. Enquanto a natureza interna (nossos órgãos físicos) envelhece ao longo dos quatro períodos do ciclo de vida (infância, juventude, meia-idade e velhice), a natureza externa passa pelas quatro estações a cada ano (primavera, verão, outono e inverno) e influencia a saúde de nossos sistemas internos. Além disso, diversos horários, do dia e da noite, também influenciam os sistemas internos de acordo com as forças dominantes dessas horas (manhã, meio-dia, tarde e noite).

No gráfico podemos ver que nossos elementos dominantes de nascimento e idade moldam as características de dentro, enquanto os elementos que dominam a estação e o tempo influenciam a saúde de fora de acordo com as mudanças na natureza. Isso nos ajuda a entender por que o Ayurveda enfatiza a correlação entre nossa saúde e o ambiente em que vivemos.

Entre esses quatro fatores, os elementos dominantes do nascimento (que moldam a natureza central do seu corpo) são aqueles que você pode alterar menos, e suas características permanecem no seu sistema por toda a sua vida. Esses são os elementos que têm o efeito mais visível em suas características básicas. (Tenha em mente que nenhuma combinação de elementos é melhor que outra. Isso significa que, mesmo que tenha nascido com os elementos dominantes Terra e Água, Fogo e Água ou Ar e Éter, você pode tirar vantagem dos elementos dominantes de seu nascimento e trabalhar com suas qualidades únicas para criar bem-estar e sucesso em todas as âreas de sua vida.)

Mesmo que todas as combinações elementares tenham qualidades especiais em um estado de equilíbrio, caso você se esqueça de cuidar do seu nascimento, domine os elementos com o estilo de vida e alimentos certos para o seu corpo físico e a alimentação da mente (pensamentos) e os exercícios corretos para o seu corpo mental , então, enquanto você está passando por diferentes épocas da vida, seus elementos dominantes podem ficar desequilibrados e levar a sintomas primários, como a baixa imunidade e, a longo prazo, doenças no sistema mente-corpo.

Embora um estado equilibrado dos elementos dominantes do nascimento apoie a boa saúde e o sucesso na vida, um desequilíbrio dos elementos causa problemas físicos e mentais que precisam ser identificados e tratados a tempo e corrigidos antes que piorem. Ainda que o maior risco seja experimentar um desequilíbrio em seus elementos dominantes de nascimento, às vezes você pode obter um desequilíbrio nos outros elementos também. Se você encontrar uma perturbação em qualquer um dos elementos, o Ayurveda recomenda que corrija esse desequilíbrio antes de trabalhar nas qualidades de sua natureza essencial, moldadas por seus elementos dominantes de nascimento. Como uma analogia, se você encontrar um buraco em um pote no qual está derramando água, primeiro conserte o buraco para depois voltar a enchê-lo, pois só assim poderá utilizar a capacidade máxima dele.

Sua natureza central – Os elementos constitucionais de seu corpo e mente

Na terminologia do Ayurveda, nossa **natureza central** é nossa *prakruti*, com a qual nascemos. A palavra *prakruti* denota a natureza ou o estado original de criação.

Em sânscrito, *pra* significa "original" e *kruti* significa "criação".

Cinco elementos (Terra, Água, Fogo, Ar e Éter) criam nosso sistema mente-corpo desde o momento da concepção. E as três forças (*Kapha*, *Pitta* e *Vata*) formadas por esses elementos fundamentais controlam nossas funções físicas e mentais por toda parte durante nossa vida inteira. (Veremos mais sobre elementos e forças posteriormente neste capítulo).

Se você examinar seu sistema mente-corpo enquanto está saudável, poderá descobrir que alguns elementos o influenciam mais do que outros ao longo de sua vida. Essa é a sua natureza central, determinando sua constituição física e mental e, portanto, suas características básicas desde o início até o fim de sua vida.

No momento da criação da primeira célula de sua vida no útero de sua mãe, a porcentagem de cada elemento no nível micro do seu corpo determina suas características constitucionais, que são como o DNA, seu código genético. Durante sua vida, esses elementos dominantes controlam suas características básicas por meio de suas forças correspondentes. Por exemplo, se a porcentagem dos elementos Terra e Água fosse maior do que a porcentagem dos outros elementos no momento da concepção, os sistemas mente-corpo seriam projetados sob a forte influência desses elementos e, durante a vida dessa pessoa, as características físicas e mentais seriam controladas pela força de *Kapha* (a força que é formada pelos elementos Terra e Água). A mesma teoria se aplica se os outros elementos têm uma forte influência no momento da concepção, como Fogo e Água (base da força *Pitta*) ou Ar e Éter (base da força *Vata*). Isso explica por que os mesmos pais podem ter filhos com diferentes constituições físicas e características mentais.

E é por isso que o Ayurveda diz que cada pessoa é única, mesmo desde o momento do nascimento.

Resumindo, podemos nos lembrar da teoria assim: nossas características essenciais, tanto físicas quanto mentais, são influenciadas pelas qualidades básicas dos elementos que dominaram nosso sistema mente-corpo desde o nascimento. E nossas ações, tanto internas quanto externas, são controladas pelas forças dominantes (*Kapha*, *Pitta* ou *Vata*) formadas por esses elementos fundamentais que tiveram a maior influência desde o início de nossa vida.

Quando você examina pessoas com o mesmo domínio de elementos, pode ver que elas são diferentes em suas características, porque a proporção dos elementos difere de pessoa para pessoa. Por exemplo, se você estudar dez pessoas com a natureza central de *Pitta* (elementos Fogo e Água), mesmo que haja semelhanças em suas características, você também pode ver que todos eles são diferentes de acordo com a proporção dos elementos dominantes em seus sistemas. Ou se você está considerando pessoas que têm *Kapha* (elementos Terra e Água) ou *Vata* (elementos Ar e Éter) como sua natureza central, ainda vai poder ver que todos eles são diferentes, embora tenham algumas semelhanças gerais em sua constituição física e características mentais. Se isso faz sentido para você, então poderá entender por que todos são únicos no mundo.

Quando você está saudável, pode encontrar os elementos dominantes do seu nascimento observando suas qualidades profundamente enraizadas. Isso significa que se você não tiver quaisquer sinais, sintomas ou doenças em seu corpo e mente, poderá identificar seus elementos dominantes de nascimento e suas ações por meio da força dominante em seu sistema, que é sua natureza central ou básica. Nesse estado de equilíbrio, os elementos dominantes do seu nascimento formam a força primária da sua vida e aplicam suas características únicas ao seu corpo e mente.

No capítulo 5, você pode fazer um autoteste para descobrir sua natureza essencial (seus elementos que dominam o nascimento). Mas antes disso, recomendo que faça o outro autoteste do capítulo 5, "Encontre seu desequilíbrio", que dirá se algum de seus elementos está desequilibrado no momento. (Ao ler as páginas a seguir, você aprenderá por que precisa determinar se tem um desequilíbrio em qualquer um dos elementos antes de encontrar seus elementos dominantes de nascimento.)

Compreendendo as três forças em sua natureza interna e externa

Como aprendemos, os cinco elementos constitucionais em nosso corpo só podem funcionar como as três forças que, na terminologia do Ayurveda, são conhecidas como *Kapha* (elementos Terra e Água), *Pitta* (elementos Fogo e Água) e *Vata* (elementos Ar e Éter). A personalidade central de uma pessoa é moldada pelo poder da força dominante em seu sistema mente-corpo.

Vamos dar uma olhada nessas três forças básicas – *Kapha*, *Pitta* e *Vata* – que determinam as qualidades do corpo e da mente com seu poder de dominação.

Compreendendo a natureza Kapha

Cerca de dois terços do Planeta Terra é Água e, associado ao elemento Terra, a Água forma as características de *Kapha*. Para ter uma visão clara da natureza de *Kapha*, pense em nosso Planeta, que é constante e lento em seus movimentos, mantendo tudo conectado com a ajuda da gravidade e seguindo o mesmo padrão ao longo de milhões de anos.

Mantenha essas características da Terra em mente ao pensar em uma pessoa que você conhece que tem qualidades semelhantes: movimentos lentos e constantes; leva seu tempo tomando decisões na vida; sente empatia, amor e apego às pessoas e ao seu entorno; mantém o mesmo emprego e segue o mesmo estilo de vida por um longo período de tempo. Se alguém com características semelhantes surgiu em sua mente, é um exemplo típico da natureza *Kapha*.

Agora podemos examinar as características básicas dessa natureza central. Uma pessoa com a natureza *Kapha* tem uma grande estrutura óssea, músculos pesados e tendência a ganhar peso. A pele é úmida, com tom amarelado e textura oleosa. Eles normalmente têm cabelo espesso e denso em uma cor mais escura. O formato da cabeça é redondo e grande em comparação com as outras duas naturezas (*Pitta* e *Vata*). Uma pessoa com a natureza *Kapha* tem características grandes, como testa larga, nariz grande, lábios carnudos e dentes fortes e grandes. Com boa saúde, seus olhos (esclera) são límpidos e brancos, grandes e úmidos, com cílios espessos e sobrancelhas, tornando-os atraentes e amorosos.

Um apetite constante é uma qualidade dessa natureza. A natureza *Kapha* tem um odor corporal agradável e um forte poder imunológico na maioria das estações. Normalmente a urina tem um tom esbranquiçado e as fezes são pesadas e sólidas.

As pessoas com a natureza *Kapha* são lentas em suas ações. Eles têm uma capacidade de compreensão lenta de informações que vêm de fora à sua mente. Embora os dominantes *Kapha* tenham uma memória poderosa sobre eventos anteriores, eles frequentemente se esquecem dos assuntos atuais. A voz deles é pesada e eles geralmente falam devagar, mas se você quiser um bom ouvinte, os dominantes *Kapha* são a melhor escolha entre seus amigos. Pessoas dominadas pela força *Kapha* parecem ter um impulso sexual constante e regular ao longo da vida.

Na área de finanças, os dominantes *Kapha* são poupadores e protegem sua propriedade herdada. Pessoas com essa natureza parecem ter sucesso nos campos de cuidados, pois gostam de proteger tudo ao seu redor. Adoram cozinhar, jardinar, decorar e estar na natureza. Eles mantêm relacionamentos fortes por longos períodos de tempo e gostam de ter conversas profundas e se encontrar com amigos íntimos. Se essas qualidades em sua constituição estiverem desequilibradas, eles podem ser muito sentimentais e excessivamente apegados às pessoas e ao seu entorno.

Pessoas com a natureza *Kapha* podem dormir profundamente e têm dificuldade em acordar. Eles têm longos sonhos melancólicos sobre o amor ou a partida de pessoas próximas. São sensíveis a climas úmidos e tendem a ter problemas respiratórios nessas condições climáticas. Em um estado de excesso de *Kapha*, eles têm dificuldade em controlar seus apegos a pessoas e coisas materiais e podem acabar com depressão e distúrbios alimentares que causam obesidade e problemas de saúde relacionados.

Em comparação com as outras duas naturezas, os dominantes *Kapha* precisam de dosagens mais altas de remédios para que tenham efeito em seu sistema. O pulso de um dominante *Kapha* pulsa com o movimento lento e constante de um cisne.

Compreendendo a natureza Pitta

Não podemos nem imaginar a vida sem a presença do sol. Na ausência de luz e calor, procuramos um vislumbre do sol e, quando captamos essa luz, abraçamos esse momento completamente. Por outro lado, embora todos amemos o sol, quando ele se aproxima de nós, fugimos para nos esconder de seu calor. O sol é intenso e quente em suas propriedades básicas. Ele detém o poder de controlar as vidas em nosso Planeta.

Mantendo as características do sol em mente, pense em uma pessoa que você conhece e que é intensa no que faz na vida; é intelectual e brilhante como a luz do sol; é nítido e reto como raios de sol; é corajoso e arriscado; lidera mais do que segue; e tem um poder de comando em palavras e ações. Essas são algumas características-chave da força de *Pitta*.

Pessoas com *Pitta prakruti* têm estrutura óssea média e músculos rígidos, com um peso moderado que permanece consistente, com pouca flutuação. Eles têm a pele quente e úmida com um tom vermelho-rosado. Seus cabelos são finos e de textura macia, e eles podem ter tendência a ficar grisalhos cedo ou careca. A cabeça geralmente é de tamanho médio, com pregas na testa, olhos penetrantes e cílios finos, nariz médio, lábios vermelhos macios, gengivas rosadas e dentes alinhados. Comparado com as outras duas naturezas, *Pitta* tem o apetite mais forte. A urina tem uma cor amarela e o odor corporal é forte. Eles têm tendência a ter diarreia.

Pessoas com a natureza *Pitta* são personagens apaixonados e dominadores em sua vida sexual. Na maioria das situações, eles agem com determinação e motivação. Intelectuais e exigentes, têm uma memória aguçada e boa, o que os ajuda a ter sucesso na profissão. Eles são oradores proficientes, com uma voz confiante e são precisos no que dizem. Os dominantes *Pitta* tendem a ser bem-sucedidos nos campos científicos e de negócios e estão interessados em assuntos internacionais, notícias, política, esportes de aventura e ação, estudos acadêmicos, organização e liderança de grupos, planejamento e início de novos projetos e desenvolvê-los em grandes objetivos. Em questões financeiras, eles gastam dinheiro propositalmente.

Os dominantes *Pitta* geralmente dormem bem. Eles adormecem rapidamente e, embora possam ter uma tendência a acordar algumas vezes durante a noite, voltam imediatamente a dormir. Seus sonhos costumam ser agressivos e sobre brigas ou conquistas.

Como a natureza *Pitta* tem propriedades quentes, eles são sensíveis ao sol e ao calor. Eles são propensos a infecções e, em um estado de *Pitta* em excesso, podem pegar doenças de pele como psoríase, eczema e caspa, bem como enxaquecas, febre alta, TPM e problemas relacionados ao estômago. No nível da mente, quando *Pitta* está alto, eles sofrem de alto estresse e raiva e discutem facilmente. Se têm um inimigo, eles agarram o ódio com uma atitude vingativa e agem para destruir seu oponente. Em comparação com as outras duas naturezas, os dominantes *Pitta* requerem uma dosagem normal de medicamentos para curar seus sintomas/doenças. A natureza *Pitta* tem um pulso saltitante semelhante ao de um sapo que ajuda o Vaidya a determinar o nível de *Pitta* no sistema mente-corpo.

Compreendendo a natureza Vata

A Lua sempre foi a favorita dos artistas devido as suas características misteriosas. É a Lua que controla as marés alta e baixa e tem qualidades quase opostas às da Terra, como baixo nível de gravidade e peso mais leve em comparação ao nosso Planeta.

Veja se consegue pensar em uma pessoa que você conhece que tem características semelhantes às da Lua: uma pessoa artística, com um peso corporal leve ou abaixo da média, que gosta de seguir seus próprios sentimentos em vez das regras, gosta de viajar, está sempre movendo e fazendo mudanças, que busca a liberdade e adora a diversidade em todas as áreas da vida. Essas são as características básicas da natureza *Vata*.

A estrutura corporal de uma pessoa com a natureza *Vata* difere das outras duas (*Kapha* e *Pitta*). Eles podem ser altos ou baixos, mas permanecem magros, com uma estrutura óssea elegante, músculos magros e pulsos e tornozelos finos. Eles têm dificuldade em ganhar peso e tendem a perder peso.

Comparada com as outras duas naturezas, a dominação *Vata* se mostra como frieza nos tecidos do corpo, como mãos e pés frios. A pele tem um tom marrom-azulado e em climas frios pode ficar seca e áspera. As veias azuis podem ser visíveis sob a pele nas mãos e nas pernas. Eles têm cabelos finos e unhas frágeis. A estrutura do rosto pode ser pequena, com características como cílios firmes, dentes irregulares e charmosos, nariz, lábios e queixo finos. Sua testa tem linhas finas e seus globos oculares costumam ficar instáveis, como se estivessem tendo dificuldade em se concentrar em alguma coisa. O apetite de um *Vata* dominante pode variar nas diferentes estações e idades de sua vida. Eles não suam muito e quase não têm odor corporal. A urina é simples como a água e as fezes são pequenas, com tendência a ficar secas, duras e constipadas.

Pessoas com a natureza *Vata* têm o hábito de gastar dinheiro sem pensar muito e quase sempre têm menos controle sobre suas finanças do que as outras duas dominações. Eles gostam de reuniões sociais e festas, viajar, conhecer novas pessoas, jogos divertidos, peças, música, dança e qualquer coisa rápida e breve. A maioria dos artistas e trabalhadores criativos nascem com qualidades da natureza *Vata*.

Como o elemento principal de *Vata* é o ar, essa natureza costuma se mover rápida e irregularmente. As pessoas com essa natureza são grandes sonhadoras e, em sua vida sexual, mantêm forte desejo na mente, mas baixa energia na realidade. Eles se movem rapidamente no nível superficial da mente, o que se mostra em seus pensamentos e sentimentos instantâneos. Portanto, eles se lembram de muitas coisas no presente, mas facilmente se esquecem do passado. Como seus pensamentos e sentimentos flutuam, eles têm dificuldade em se concentrar em uma coisa de cada vez e falam sobre vários assuntos diferentes ao mesmo tempo, esquecendo-se, às vezes, o que estavam prestes a dizer.

O padrão de sono dessa natureza é leve e interrompido. Como a Lua tem uma influência direta sobre o corpo e a mente dominados por *Vata*, eles têm dificuldade em dormir durante os períodos de Lua cheia e costumam acordar durante a noite e ter sonhos como, por exemplo, cair de alturas ou voar pelo céu.

Pessoas com a natureza *Vata* são sensíveis ao frio e ao vento e têm um baixo nível de poder imunológico em seu sistema em comparação com as outras duas dominações. Em um estado de excesso de *Vata*, eles podem sentir dores nas articulações e distúrbios mentais, como ataques de ansiedade, histeria, medo e calafrios. Frequentemente, sofrem de doenças reprodutivas e do sistema nervoso. O Ayurveda sugere a dosagem mínima de remédios, uma vez que eles têm um efeito rápido no sistema mente-corpo da natureza *Vata*. Pessoas com a natureza *Vata* têm um pulso que se assemelha ao de uma cobra rastejante.

Capítulo 4

SINAIS DE EQUILÍBRIO E DESEQUILÍBRIO NO SISTEMA MENTE-CORPO

Quando você está saudável, seus sintomas desaparecem, seu sistema imunológico funciona perfeitamente e você se sente bem em todos os níveis. Mais do que isso, quando você está saudável, também pode notar que sua singularidade pessoal, suas qualidades e pontos fortes, aparecem mais do que nunca. Neste capítulo, você terá uma ideia de quais qualidades pessoais correspondem às três forças de Kapha, Pitta e Vata. E também aprenderá o que acontece quando as forças sobem no sistema e as razões comuns pelas quais elas se agravam.

Sinais de equilíbrio

Como vimos, cada pessoa nasce com uma influência maior de um conjunto de elementos que constituem a força dominante e desenha as características básicas dela. Em um estado de equilíbrio, as qualidades dos elementos dominantes de seu nascimento, as características básicas de sua natureza essencial, permanecem como as chaves de seu bem-estar. Esses recursos-chave ajudam você a compreender sua singularidade e, se souber como impulsionar essas qualidades em sua vida profissional e pessoal, poderá seguir em frente com um sucesso cada vez maior em todas as áreas de sua vida. Agora vamos dar uma olhada nas qualidades básicas de cada força e seus efeitos em sua vida quando seus elementos correspondentes estão em um estado de equilíbrio.

Qualidades Kapha em equilíbrio

Corpo: tecidos fortes, respiração profunda, pele úmida, olhos brancos e claros, boa resistência.

Mente: profundo interesse espiritual, atitude calma e pacífica, paciência, íntima conexão com a natureza, amor e carinho, perdão, bom ouvinte, respeito, altos valores morais.

Qualidades Pitta em equilíbrio

Corpo: boa digestão e energia, olhos claros, pele e unhas macias, alta vitalidade, músculos relaxados.

Mente: entusiasmado, inteligência, independência, boa liderança, amigável, corajoso, agradável, aventureiro, metódico.

Qualidades Vata em equilíbrio

Corpo: articulações flexíveis e sem dor, bom metabolismo, pele e unhas brilhantes, equilíbrio entre os lados esquerdo e direito do corpo, sono energético e ininterrupto.

Mente: criativa, artística, desperta, enérgica, flexível, alegre, positiva, focada, autoencorajadora.

Sinais de desequilíbrio

O estado de desequilíbrio de qualquer elemento pode agravar a força correspondente e interromper a função normal de nossos órgãos, criando disfunções em nosso sistema que, de acordo com a terminologia do Ayurveda, são conhecidas como *vikruti*. O estado de *vikruti* ocorre em um corpo quando a *prakruti* (natureza central) é perturbada. Enquanto a palavra *prakruti* denota "criação original", *vikruti* significa "após a criação". A palavra sânscrita *vi* significa "depois" e *kruti* significa "criação".

Como você aprendeu, seus elementos dominantes de nascimento são como seu DNA: eles não mudarão durante toda a sua vida. Porém, com a influência de fatores como idade, estações do ano, horários diferentes do dia e da noite e outros fatores, as funções mente-corpo podem variar ligeiramente em relação às suas características primárias, o que é bastante natural. No entanto, se suas forças primárias ou outras são agravadas para mais do que um certo nível, isso pode interromper as funções naturais de seu sistema mente-corpo. Esse estado agravado é chamado de *vikruti* (é possível ter *vikruti* em uma, duas ou até mesmo as três forças ao mesmo tempo.)

Se você está sofrendo de quaisquer sintomas ou doenças, ou está recebendo sinais de disfunção de seu sistema mente-corpo, é sinal de que seus elementos dominantes de nascimento, ou qualquer um dos outros elementos, estão em estado de desequilíbrio e agravando a correspondente força ou forças, causando uma função incômoda (doença) de um órgão ou mesmo de um sistema inteiro de seu corpo ou mente, ou ambos.

> Outros fatores que influenciam seu corpo e sua mente, além do nascimento, idade, estações e tempo, são a comida e o estilo de vida. Imagine se você tentasse plantar um coqueiro em um clima ártico. O que aconteceria? Mesmo se você plantar o coqueiro em uma estufa, ele não crescerá como ocorre naturalmente em um clima tropical. Se você está seguindo um estilo de vida ou uma estrutura alimentar que não é adequada para seus elementos dominantes de nascimento, está lutando para manter sua vida no ambiente errado, assim como o coqueiro em uma estufa em uma terra ártica. Devido a essas escolhas erradas de estilo de vida ou hábitos alimentares, sua força primária ou as outras forças podem ser agravadas e emitir sinais de disfunção ou se desenvolverem em sintomas ou mesmo doenças que afetam o funcionamento regular de seu motor – seu sistema mente-corpo.

Independentemente de sua natureza central (seus elementos dominantes de nascimento), se você tiver um desequilíbrio em qualquer um dos cinco elementos fundamentais, isso agravará a força (ou forças) correspondente e assumirá o controle de seu sistema mente-corpo, criando funções incômodas dos órgãos. Em um estado de desequilíbrio em qualquer um dos elementos, as qualidades de sua natureza central não podem atingir seu potencial; em vez disso, suas habilidades naturais são sufocadas.

Vamos dar uma olhada nos sinais comuns de desequilíbrio nos elementos e sua influência sobre as diferentes forças, que se manifestam como sinais, sintomas ou doenças em nosso sistema mente-corpo.

Prakruti vs. Vikruti

Lembrete: sua *prakruti* (natureza central) é o resultado dos elementos dominantes no momento de sua concepção, que controlam as funções de seu corpo e de sua mente de acordo com a proporção das forças (*Kapha*; *Pitta*; Vata). Seu *vikruti* resulta de uma perturbação em uma força (ou duas ou três forças) causada por um desequilíbrio em um ou mais elementos. Lembre-se de que você não é seu *vikruti*; em vez disso, veja seu *vikruti* como um distúrbio do seu sistema que pode ser corrigido com as escolhas certas de alimentação e estilo de vida.

Sinais de desequilíbrio Terra-Água (Kapha)

Nos estágios iniciais de *Kapha vikruti*, causado pela negligência de um desequilíbrio nos elementos Água e Terra do sistema, o corpo transpira mais profusamente e o tom da pele e da esclera torna-se amarelado e opaco. Os sinais de excesso de *Kapha* também se manifestam como infecções e doenças na parte superior do corpo, como sinusite e congestão da garganta, problemas respiratórios e obesidade.

O cansaço extra, especialmente pela manhã, é um sinal de excesso de *Kapha* no corpo. Nesse estado, a pessoa fala em ritmo extremamente lento, com voz pesada e demora para agir ou reagir. Amigdalite e uma sensação de peso no corpo e na mente são os primeiros sinais de que um nível elevado da força *Kapha* está governando o sistema. Nesse estágio, a pessoa pode ser preguiçosa, melancólica, sentimental e deprimida ou ter o desejo de levar uma vida materialista. *Kapha vikruti* também se manifesta no comportamento de uma pessoa como avidez, desejo por doces e apego excessivo a pessoas e coisas.

Se o nível elevado de *Kapha* não for identificado e retificado a tempo, pode causar problemas graves nos níveis mental e físico. Nesse estado, a força de *Kapha* fica ainda mais agravada e drena a energia. A pessoa pode se sentir cansada mesmo após um longo sono. A longo prazo, um agravamento da força *Kapha* pode levar a doenças cardíacas, colesterol alto e pressão arterial, diabetes tipo 2 e um sistema imunológico de funcionamento lento que pode causar asma, alergias e outras doenças respiratórias, infecções e doenças relacionadas. *Kapha vikruti* pode levar a mente a pensamentos depressivos e ódio de si mesmo, uma perda completa de controle sobre comida e bebida e dependência de hábitos prejudiciais à saúde e atividades imorais.

Desequilíbrio de sinais de Fogo-Água (Pitta)

O primeiro sinal de *Pitta vikruti*, causado por um desequilíbrio nos elementos Fogo e Água do sistema, é um sistema imunológico fraco que permite que resfriados e infecções entrem no corpo. Os sintomas de *Pitta* agravado normalmente começam na parte intermediária do corpo, onde funciona o sistema digestivo, incluindo estômago, pâncreas, fígado, baço e intestino delgado. Hiperacidez no estômago, sensação de queimação no esôfago e nos olhos, problemas relacionados à pele como caspa, eczema ou psoríase e dores de cabeça são outros sinais iniciais de uma força *Pitta* irritada.

Como o berço de *Pitta* são os órgãos digestivos, qualquer distúrbio nessa força causa distúrbios neste sistema. A respiração superficial (sensação de falta de ar nos pulmões) ou dor inflamatória na região lombar também podem ser o estágio inicial de *Pitta vikruti*. Outros sinais incluem pressão arterial baixa, constipação ou diarreia, irritação nos olhos e vermelhidão na esclera.

Pitta elevado pode perturbar o funcionamento regular da mente e levar à ambição excessiva, irritação, insatisfação, raiva e estresse. Uma pessoa com *Pitta vikruti* frequentemente mostra sinais de inquietação, impaciência ou infelicidade e pode ser exigente, dominadora, manipuladora, egoísta, controladora, crítica ou agressiva. Pessoas em um estado de excesso de *Pitta* geralmente trabalham duro demais para tornar tudo perfeito, mas nunca ficam satisfeitas com os resultados finais.

Depois de um longo período de tempo, esses sentimentos desconfortáveis podem criar ciúme ou ódio e levar a uma atitude destrutiva. Se *Pitta vikruti* persistir no corpo, existe o risco de desenvolver úlceras, enxaquecas, zumbido, variações da força dos olhos, artrite e aumento da glândula tireoide e, a longo prazo, pode levar ao câncer de estômago, fígado e pâncreas.

Sinais de desequilíbrio de Ar-Éter (Vata)

Vata vikruti, causado por um desequilíbrio dos elementos Ar e Éter no sistema, normalmente se manifesta na parte inferior do corpo, onde os órgãos reprodutivos e canais de excreção estão localizados. Um excesso de *Vata* pode ser observado nas reações do corpo à força agravada, como mãos e pés frios e ressecamento extra na esclera, unhas, pele e cabelo. Infecções urinárias e dor lombar também são alguns dos primeiros sinais de *Vata vikruti*. Durante esses períodos, o sono pode se tornar leve ou interrompido e afetado por sonhos assustadores. A pessoa neste estado pode ter foco perturbado, memória fraca, falta de confiança e uma sensação de cansaço extra. Se a força *Vata* agravada governar a mente, a pessoa pode ficar ansiosa, superficial, não confiável, perturbada, crítica, autocrítica ou agitada e falar descontroladamente.

Em situações em que o *Vata vikruti* é negligenciado por um longo tempo, a força da irritação pode levar a mente a um estado de profunda ansiedade, desesperança ou sensação de perda no caminho da vida. Nesse estágio, a pessoa pode ter uma atitude de autopiedade e autopunição e falta de confiança. Este estado perturbado de Vata pode levar à privação de sono e dificuldades mentais, como medo e nervosismo constantes. Esses traços de personalidade podem aparecer na fala e nas ações da pessoa ao interagir com os outros. Se não for tratado por um longo período de tempo, o excesso de *Vata* pode causar problemas nos órgãos reprodutivos, como ovários/próstata, distúrbios menstruais, abortos espontâneos ou distúrbios nervosos e dor intensa na região sacral.

Causas de desequilíbrio

Quando você vai para uma consulta Ayurvédica, o médico fará perguntas sobre suas rotinas diárias e estilo de vida, incluindo seus hábitos alimentares, para descobrir o que causou os desequilíbrios em seu sistema. Dessa forma, o médico pode ajudá-lo não apenas a curar seus problemas de saúde atuais, mas também a reduzir suas chances de enfrentá-los novamente em sua vida. Embora vários fatores como idade, estação do ano ou mesmo a hora do dia possam agravar as forças naturais em nosso sistema mente-corpo, há outros motivos que podemos apontar também. Vamos discutir os fatores mais comuns em nossa vida diária que podem criar desequilíbrios em nossos elementos e agravar as forças, enfraquecendo nosso sistema imunológico e diminuindo a energia vital.

> Embora haja uma chance maior de que nossos elementos dominantes de nascimento se tornem desequilibrados, os outros elementos também podem se desequilibrar devido as escolhas que fazemos no que diz respeito à alimentação e estilo de vida.

Causas do agravamento de Kapha

Sabemos que a força *Kapha* tem ação lenta, estável em sua posição e restrita em seus movimentos. Sem compreender essas características básicas, se uma pessoa com essa natureza central leva uma vida em câmera lenta, seguindo o curso dessa força, ela aumentará o *Kapha* e se tornará cada vez mais lenta com o passar dos anos.

Uma vez que *Kapha* influencia muito pela manhã, se uma pessoa com uma essa natureza central tem o hábito de acordar tarde, isso pode aumentar ainda mais a força de *Kapha*. Para essas pessoas, até mesmo uma soneca durante o dia pode causar peso e entorpecimento no corpo e na mente. Se ela não estiver se movendo fisicamente e não estiver mentalmente ativa durante o dia, os sistemas podem mostrar sinais de um desequilíbrio da Terra e da Água e agravar a força correspondente de *Kapha*.

Pessoas com natureza *Kapha* têm tendência ao apego. Portanto, acumular coisas materiais e seguir rotinas prejudiciais à saúde aumentará a força de *Kapha* e, por fim, tornará essas pessoas escravas desses hábitos.

Como aprenderemos mais adiante neste livro, qualquer tipo de alimento doce, azedo ou salgado em suas qualidades básicas pode aumentar a força de *Kapha*. Certos hábitos também podem aumentar *Kapha*, incluindo comer muito tarde da noite e muito cedo pela manhã, ou tratar a comida como uma companhia quando a mente está perturbada por sentimentos afetuosas ou deprimidos, comendo demais. Alimentos que são pesados, frios e oleosos criam um desequilíbrio nos elementos Terra e Água, especialmente para pessoas com essa natureza essencial. Todos os tipos de bebidas geladas, sorvetes e alimentos fritos, como batatas fritas, também agravam o *Kapha*.

Causas do agravamento de Pitta

Com as características opostas da força *Kapha*, *Pitta* é rápido em ação, determinado em sua posição e ágil em seus movimentos. Se alguém com *Pitta* como sua natureza central tenta tirar vantagem dessas qualidades básicas sem conhecer seus "freios" ou limites, essa força irá acelerar ao máximo e finalmente colidir com uma parede, causando um desequilíbrio nos elementos Fogo e Água, e isso agrava a força de *Pitta* no sistema mente-corpo.

Uma vez que as pessoas com a força *Pitta* como sua natureza central são sensíveis ao calor, a exposição excessiva à luz solar direta e cortante ou estar em condições de calor excessivo pode causar problemas de saúde relacionados. Pessoas com essa natureza central podem ter tendência a ser *workaholics* e, quando estão envolvidas em algo, podem se esquecer de fazer pausas suficientes e não comer na hora certa, o que irrita a força de *Pitta*.

Como o *Pitta* tem propriedades quentes, comer alimentos azedos, picantes ou salgados pode aumentar o fogo no sistema digestivo e agravar essa força. Outros hábitos, como o uso de álcool ou tabaco e comer doces processados ou alimentos fritos ou muito picantes, também podem aumentar o nível de *Pitta*. Como o *Pitta* é pontual e funciona como um relógio, pular uma refeição ou comer em horários irregulares pode afetar o sistema digestivo e causar problemas de saúde a longo prazo.

Beber menos durante o dia e comer enquanto reprime sentimentos de raiva, irritação ou decepção também são as principais razões para o excesso de *Pitta*. Uma vez que sua força mantém a boa saúde ao apoiar o sistema imunológico com a ajuda de *Agni* e *Jalam*, os elementos Fogo e Água, qualquer desequilíbrio nesses elementos perturbará diretamente a força de *Pitta* e enfraquecerá o poder imunológico, levando a sintomas como valores sanguíneos mais baixos, síndrome da fadiga, distúrbios autoimunes e disfunção estomacal.

Causas do agravamento de Vata

A força *Vata* é rápida em ação, indecisa em sua posição e contínua, mas instável em seus movimentos. Na ausência desse conhecimento, se alguém vive com *Vata* como sua natureza central e avança seguindo o seu curso natural, essa força pode gerar uma tempestade em vez de uma brisa no sistema mente-corpo, causando um desequilíbrio no Ar e Éter, o que aumentam a força de *Vata* e seus sintomas relacionados.

Pessoas com *Vata* como sua natureza central geralmente são sensíveis a situações de frio e turbulência. A força *Vata* tem grande chance de ser agravada se essas pessoas não cuidarem de seu corpo com alimentos quentes e roupas apropriadas na estação fria, não descansarem e relaxarem o suficiente por excesso de trabalho, não forem para a cama na hora certa ou envolver-se demais na vida ou atividades noturnas. Além disso, estar em ambientes barulhentos e usar álcool e tabaco pode criar um desequilíbrio nos elementos do Ar e do Éter. Atividades extenuantes e frenéticas, como exercícios pesados e esportes extremamente aventureiros, também podem perturbar essa força.

Como o *Vata* é frio, seco e leve em suas propriedades básicas, comer sorvete, batatas fritas ou pipoca, especialmente durante um período de alta influência do *Vata*, como à noite, aumenta o movimento dessa força. E embora o alimento amargo tenha valor medicinal, pode aumentar a força do *Vata* se usado em excesso. Alimentos com gosto adstringente e picante também estimulam o *Vata*. Todos os alimentos e bebidas congelados ou frios podem causar problemas no sistema digestivo inferior, como o cólon, que é controlado principalmente pela força do *Vata*.

Mesmo alimentos saudáveis podem causar problemas gástricos na área abdominal inferior dos dominantes *Vata*, se forem preparados sem especiarias que auxiliem na digestão. É por isso que os alimentos crus parecem ser um pouco mais difíceis de digerir para uma pessoa que tem *Vata* como sua essência, embora os alimentos crus sejam uma das melhores fontes de nutrição. Porém, pela minha experiência, se os dominantes de *Vata* escolherem cuidadosamente os ingredientes corretos e comerem alimentos com os temperos certos e em uma atmosfera quente, até mesmo alimentos vegetais crus podem funcionar sem criar problemas estomacais.

Certos hábitos, como comer irregularmente ou pular refeições, comer quantidades menores de comida do que o corpo precisa e comer ou beber mantendo uma sensação de medo ou ansiedade, também podem perturbar a força de *Vata* e causar problemas de saúde relacionados. Quando o *Vata* está alto, ele enfraquece o sistema imunológico e se manifesta na forma de pés e mãos frios, pele seca, coceiras e inflamações no corpo, especialmente nas articulações e na região pélvica.

Como compensar um desequilíbrio

Se você encontrar um *vikruti* em seu sistema mente-corpo, poderá corrigir a força agravada com a ajuda das disciplinas de alimentação e estilo de vida corretas. Antes de iniciar suas disciplinas, você precisa saber o seguinte:

1. Para iniciar sua prática de Ayurveda, primeiro encontre seu PDE: os Elementos Atualmente Dominantes que formam a força principal em seu sistema e controlam seu sistema mente-corpo. Você pode encontrar seu PDE fazendo os autotestes no capítulo 5.
2. O primeiro autoteste do capítulo 5, "Encontre seu desequilíbrio", dirá se você tem um *vikruti* (desequilíbrio) em seu sistema. Se você não tiver um desequilíbrio no momento, obterá zero pontos

neste teste. Em outras palavras, se você não tem nenhum sinal, sintoma ou doença em seu corpo e mente no momento, significa que seus elementos fundamentais estão em um estado de equilíbrio e não estão perturbando nenhuma das três forças em sua mente--sistema do corpo. Nesse caso, você pode passar para o próximo autoteste, "Encontre sua Natureza Central", para encontrar seu *prakruti* (seus elementos dominantes de nascimento) e seguir as recomendações de acordo para manter o equilíbrio em seu sistema. Mas se você responder sim a qualquer uma das perguntas no primeiro teste, então seu PDE (seus Elementos Atualmente Dominantes) é considerado seu *vikruti*, o que significa que você tem um desequilíbrio nos elementos dominantes que está agravando a força correspondente (ou forças) em seu sistema mente-corpo, causando seus sintomas/doenças atuais, que precisam ser levados em consideração principalmente.

3. Se você fizer o teste "Encontre seu desequilíbrio" no capítulo 5 e descobrir que seu PDE é seu *prakruti*, poderá manter o equilíbrio de seus elementos dominantes de nascimento com as disciplinas Ayurveda deste livro para manter sua saúde perfeita. Mas se descobrir que seu PDE é seu *vikruti*, então é possível que seu PDE e seu *prakruti* sejam diferentes, o que pode deixá-lo confuso sobre quais recomendações de Ayurveda seguir e o que equilibrar primeiro – seu *prakruti* ou seu *vikruti*. Lembre-se de que você deve sempre seguir as recomendações para equilibrar seu PDE, independentemente de ser seu *prakruti* ou seu *vikruti*.

Na primeira parte de nossos estudos, aprendemos sobre as principais forças que influenciam nossa saúde e nossa imunidade. Embora os elementos dominantes do seu nascimento e suas forças correspondentes sejam constantes ao longo de sua vida, as forças dominantes da idade, das estações e da hora mudam e influenciam sua saúde com o passar do tempo. Também aprendemos as características básicas de cada força (*Kapha*, *Pitta* e *Vata*) e seus efeitos sobre nossa saúde em um estado estável e um estado agravado.

Em seguida, com a ajuda de um autoteste, você encontrará seu PDE: os Elementos Atualmente Dominantes que formam a força motriz em seu sistema e controlam suas funções mente-corpo. De acordo com os resultados do teste, você pode seguir as recomendações de estilo de vida e alimentação nos próximos capítulos para manter o equilíbrio de seus elementos e forças dominantes e, assim, sua saúde e imunidade ideais.

Capítulo 5

SEU PDE (*Elementos Atualmente Dominantes*) – O PROJETO DE SUA SAÚDE

Agora que você está familiarizado com a teoria e a terminologia básicas do Ayurveda, é hora de começar a usar essa sabedoria em sua vida diária para aumentar seu poder imunológico e recuperar sua saúde natural. Neste capítulo, você encontrará dois autotestes que lhe dirão por onde começar sua prática. Leia as instruções e seja honesto consigo mesmo ao preencher os testes, tendo em mente que a precisão e a utilidade dos resultados dos testes dependem de suas respostas verdadeiras.

Para começar sua prática de Ayurveda, primeiro você precisa encontrar seus Elementos Atualmente Dominantes (PDE) em seu sistema mente-corpo, que é como um projeto de seu estado atual de saúde. Seu PDE representa sua natureza central (moldada por seus elementos dominantes de nascimento) ou seus elementos desequilibrados (agravando a força correspondente e causando seus principais problemas de saúde no momento). A maior força dominadora em seu sistema mente-corpo no momento é o seu PDE, independentemente de ser seu *prakruti* (elementos dominantes do nascimento) ou seu *vikruti* (elementos dominantes no momento).

Autotestes para determinar seu estado de saúde atual

Lembre-se de que se algum dos cinco elementos estiver desequilibrado e perturbando seu sistema mente-corpo por meio da força associada na forma de um sinal, sintoma ou doença, essa é a área que você precisa trabalhar primeiro para voltar ao seu balanceamento. Com a ajuda do teste "Encontre seu desequilíbrio", vamos descobrir se você tem ou não um desequilíbrio em seu sistema no momento.

A força que obtém mais pontos no teste "Encontre seu desequilíbrio" é aquela que está atualmente mais agravada em seu sistema, e é nisso que você precisa se concentrar agora, para equilibrar os elementos correspondentes com a comida Ayurvédica certa e as disciplinas de estilo de vida. (Lembre-se de que uma, duas ou às vezes todas as três forças podem ser agravadas, o que se manifesta como sintomas e problemas diferentes. No entanto, precisamos começar com os problemas de saúde mais urgentes e abordar os outros problemas posteriormente, passo a passo, porque você sempre precisa seguir as recomendações para sua força mais gravemente perturbada, que pode ser identificada no final do teste pelo número total de pontos que contar para cada força.)

> Se você seguir as recomendações do Ayurveda neste livro, de acordo com os resultados dos testes, poderá notar mudanças graduais em sua saúde após cerca de três semanas. E se você fizer as adaptações de alimentação e estilo de vida de acordo com seu PDE e praticar as recomendações de forma disciplinada, poderá refazer o teste a cada três meses até que seus desequilíbrios estejam sob controle.

Quando sua resposta para todas as perguntas do teste "Encontre seu desequilíbrio" for não, significa que seu corpo e sua mente estão com boa saúde e você está no auge de seu poder de resistência natural. Em seguida, você pode passar para o teste "Encontre sua natureza central" e entender seus elementos dominantes de nascimento, para então seguir as recomendações do Ayurveda e apoiar a estabilidade de sua natureza central. Isso o ajudará a manter sua saúde atual e o poder de resistência, além de evitar que adoeça no futuro. Se você responder a todas as perguntas com precisão no teste "Encontre sua natureza central", então a força que obtém mais pontos será aquela que era dominante sobre as outras duas no momento do seu nascimento e que construiu a base das qualidades primárias em seu corpo e em sua mente.

Como fazer o teste "Encontre seu desequilíbrio"

- Leia e pondere cada questão e circule S (*sim*) ou N (*não*) no final da frase.
- Simplesmente selecione se sua mente diz *sim* ou *não* a uma pergunta, sem julgar ou criticar a si mesmo.
- Por fim, calcule o número total de pontos para cada força comparando as perguntas que você selecionou "*sim*" para a chave na seção no final do livro chamada "Contando os resultados do seu teste".
- A força com o maior número de pontos é o seu desequilíbrio primário: os Elementos Atualmente Dominantes em seu sistema. Comece a trabalhar na redução de sua força mais agravada, equilibrando seu PDE com as recomendações de estilo de vida neste livro.
- Faça o teste "Encontre seu desequilíbrio" novamente após três meses e siga as recomendações de acordo com o resultado.
- Continue a fazer o teste "Encontre seu desequilíbrio" a cada três meses até obter zero pontos para todas as três forças. Em seguida, passe para o teste "Encontre sua natureza essencial".
- Lembre-se de que, independentemente da sua idade e do seu estado de saúde atual, o seu objetivo é não ter problemas no seu sistema no futuro. Para torná-lo prático, divida essa meta em períodos de três meses e, com a prática do Ayurveda para seus elementos dominantes no momento, siga em frente até atingir a saúde perfeita. Depois de atingir sua saúde perfeita, mantenha-a com as disciplinas Ayurveda para seu PDE.

Teste 1: Encontre o seu desequilíbrio

Durante as últimas três semanas, você:

1. Sentiu suas mãos e pés excepcionalmente frios, mesmo dentro de casa?
2. Sentiu excesso de calor corporal que não é causado por condições climáticas ou atividade física?
3. Sentiu sua pele, unhas e cabelo extra-secos?
4. Teve doenças de pele, como caspa ou eczema?
5. Teve olhos e pele amarelados?
6. Sentiu uma sensação de queimação nos olhos e na pele?
7. Teve psoríase?
8. Teve alopecia experiente?
9. Sentiu fadiga excessiva durante o meio-dia, especialmente após o almoço?
10. Sentiu cansaço extra pela manhã por mais de dois dias consecutivos?
11. Sentiu-se cansado mesmo depois de um longo sono?
12. Tem sido muito lento em seu discurso, ações e reações?
13. Teve memória de curto prazo deficiente?
14. Teve dores de cabeça recorrentes?
15. Teve enxaqueca ou zumbido?
16. Sentiu um rápido declínio no poder dos olhos?
17. Teve gases excessivos nos intestinos?
18. Teve constipação experimentada?
19. Teve altos níveis de ácido no estômago, incluindo refluxo ácido ou azia?
20. Sentiu dor nas articulações?
21. Sentiu inflamação ou dor na região torácica ou lombar da coluna?
22. Sentiu dor nas costas no sacro ou cóccix?
23. Teve sudorese excessiva?
24. Esteve acima do peso?

25. Teve tensão arterial baixa?
26. Teve pressão alta?
27. Foi diagnosticado com níveis elevados de colesterol?
28. Teve congestão de muco na garganta?
29. Teve sinusite?
30. Teve bronquite?
31. Teve asma?
32. Teve infecções urinárias experientes?
33. Teve osteoartrite?
34. Teve artrite reumatoide?
35. Teve hipertireoidismo?
36. Teve hipotireoidismo experiente?
37. Sofreu um aborto espontâneo?
38. Teve diabetes tipo 2?
39. Teve doença cardíaca?
40. Teve sono leve ou interrompido de forma consistente?
41. Tem tido insônia?
42. Tem se sentido inquieto ou estressado?
43. Tem se sentido deprimido ou sentimental?
44. Tem se sentido com preguiça?
45. Teve desejo por doces?
46. Tem se sentido sem chão?
47. Tem se sentido nervoso?
48. Tem se sentido preocupado?
49. Tem se sentido com medo?
50. Tem sentido ansiedade?
51. Tem experimentado baixa autoconfiança?
52. Tem se sentido inferior e autocrítico?
53. Tem julgado os outros?
54. Tem experimentado autoaversão?

55. Teve dificuldade em cumprir promessas?
56. Tem se sentido desfocado?
57. Tem se sentido confuso e inseguro?
58. Tem experimentado desconfiança devido à baixa autoconfiança?
59. Tem se sentido frustrado ou irritado?
60. Foi argumentativo ou acusador?
61. Tem sido dominador ou controlador?
62. Tem sido exigente ou manipulador?
63. Foi egoísta ou ególatra?
64. Tem sido materialista ou ganancioso?
65. Sentiu-se excessivamente apegado a pessoas ou coisas?
66. Ficou preso em velhos padrões ou memórias?
67. Tem se sentido melancólico?
68. Tem se sentido esgotado pelo estresse?
69. Foi extremamente crítico?
70. Teve uma atitude destrutiva ou vingativa?
71. Tem sentido ódio ou ciúme?
72. Experimentou raiva descontrolada?
73. Esteve engajado em comportamento de autoagressão?
74. Tem sido anoréxico?
75. Tem se sentido letárgico ou sem vida?
76. Tem tido pensamentos suicidas?
77. Tem se sentido deprimido ou se isolado?
78. Tem comido ou bebido sem conseguir parar?
79. Envolveu-se em algum comportamento imoral?
80. Foi abusivo?
81. Envolveu-se em alguma forma de comportamento psicopático?
82. Teve um distúrbio nervoso?
83. Esteve histérico?
84. Esteve engajado em qualquer forma de comportamento tirânico?

85. Está obeso?
86. Teve obesidade extrema?
87. Teve esclera avermelhada?
88. Durante os últimos seis meses, você foi diagnosticado com câncer de ovário ou de próstata?
89. Durante os últimos seis meses, você foi diagnosticado com câncer de estômago ou fígado?
90. Durante os últimos três meses, você teve algum distúrbio menstrual além da síndrome pré-menstrual (TPM)?
91. Durante os últimos três meses, você teve sintomas pronunciados de síndrome pré-menstrual (TPM)?

Como fazer o teste "Encontre sua natureza central"

Lembre-se de que você deve estar livre de desequilíbrios antes de fazer o teste "Encontre sua natureza central", uma vez que um desequilíbrio em qualquer elemento pode distorcer suas respostas e dar uma imagem defeituosa de seus elementos dominantes de nascimento.

- Leia e pondere cada pergunta e todas as respostas possíveis no teste "Encontre sua natureza essencial" antes de circular a opção que melhor descreve você.
- Não pule nenhuma pergunta. Se duas respostas chegarem perto da mesma pergunta, escolha aquela que mais se aproxima da sua personalidade.
- Se ainda tiver dificuldade para escolher apenas uma resposta, peça ajuda ao seu melhor amigo, que pode conhecê-lo melhor do que você mesmo.
- Quando terminar o teste, calcule o número total de pontos para cada força usando a chave na seção no final do livro chamada "Contando os resultados do seu teste".

- A força com o maior número de pontos é sua natureza central (os elementos dominantes em seu nascimento), que também é seu PDE (Elementos Atualmente Dominantes).
- Siga as recomendações de estilo de vida para seu PDE, para, assim, continuar a manter o equilíbrio de seus elementos e seu bem-estar, além de seu poder imunológico natural ao longo das próximas estações e idades.
- Se você experimentar um sintoma em seu sistema mente-corpo em qualquer momento de sua vida, volte e faça o teste "Encontre seu desequilíbrio" novamente para determinar quais elementos perturbaram seu sistema e começar a trabalhar de acordo com seu PDE para voltar em equilíbrio.

Teste 2: Encontre sua natureza central

Responda a cada pergunta:

1. O que melhor descreve sua mente?

   X. Carinhosa, amorosa, perdoadora, calma, solidária, pacífica, lenta para compreender, porém firme.

   Y. Inteligente, corajosa, teimosa, independente, focada, perfeccionista, crítica.

   Z. Criativa, espontânea, flexível, edificante, curiosa, rápida, porém superficial.

2. Qual das opções melhor descreve suas atividades preferidas?

   X. Relações internacionais, notícias, política, aventuras e esportes de ação, estudos acadêmicos, organização e liderança de grupos, planejamento de projetos e estabelecimento de metas.

   Y. Cozinhar, cuidar do jardim, cuidar e embelezar pessoas e coisas (como casas), estar na água, estar na natureza, ter conversas profundas e encontros com amigos íntimos.

   Z. Reuniões e festas sociais, viagens, conhecer novas pessoas, atividades rápidas e curtas, jogos divertidos, brincadeiras, dança e música.

3. Qual descreve melhor o seu humor?

   X. Muda rapidamente entre enérgico e desanimado, feliz e infeliz, positivo e negativo.

   Y. Baixa energia pela manhã e mais alta à noite, mudanças estáveis e lentas de um estado de espírito para outro.

   Z. Energético, entusiasta, aventureiro, com muita energia pela manhã e baixo à noite.

4. O que melhor descreve sua memória?

   X. Nítida e boa.

   Y. De longo prazo ruim e boa a curto prazo, esquece facilmente.

   Z. De longo prazo forte e fraca a curto prazo.

5. Qual das opções melhor descreve seus talentos/interesses?

   X. Cuidado/preservação, produção.

   Y. Negócios/vendas, liderança.

   Z. Arte/design, entretenimento.

6. Qual das opções descreve melhor seus hábitos de consumo?

   X. Gastador propositalmente.

   Y. Grande poupador, com o hábito de proteger a propriedade herdada.

   Z. Grande gastador, com menos controle sobre as finanças.

7. O que melhor descreve seu sono e sonhos?

   X. Sono profundo; difícil acordar; sonhos longos, fluidos e melancólicos, geralmente sobre amor ou sobre ser deixado por pessoas próximas.

   Y. Sono moderado, adormece imediatamente, mas tende a acordar às vezes, sonhos agressivos de brigas ou conquistas.

   Z. Tendência para a luz, sono interrompido; tem dificuldade em adormecer e muitas vezes acorda; pesadelos sobre quedas ou situações incertas.

8. Qual das opções descreve melhor suas ações?
   X. O tempo varia e muda rapidamente.
   Y. Motivado e com propósito.
   Z. Lento e constante, alta resistência.

9. Qual das opções descreve melhor o seu desejo sexual?
   X. Devotado e constante.
   Y. Dominador e apaixonado.
   Z. Desejo forte, mas pouca energia.

10. Qual descreve melhor o seu apetite?
    X. Alterável.
    Y. Regular.
    Z. Forte.

11. O que melhor descreve sua digestão?
    X. Devagar.
    Y. Rápido.
    Z. Irregular.

12. A qual dos seguintes tipos de clima você é mais sensível?
    X. Sol e calor.
    Y. Vento e frio.
    Z. Nebuloso e úmido.

13. Qual das opções melhor descreve sua voz e fala?
    X. Voz rouca, aguda ou baixa, fala nervosa e rápida, muitas vezes esquece os pontos principais.
    Y. Voz alta e nítida, discurso confiante e preciso, vai direto ao ponto.
    Z. Voz suave, profunda e calma; discurso profundo e emocional; bom ouvinte e calmo na fala.

14. Qual das opções melhor descreve seu tipo de pele?

    X. Tende a ser frio e úmido ou oleoso, com um toque de branco-amarelado.

    Y. Sensível ao calor e ao sol, um toque de vermelho rosado, quente e úmido.

    Z. Frio e áspero, com um toque de marrom-azulado, tende a ser seco.

15. O que melhor descreve seu cabelo e unhas?

    X. Cabelo fino e macio, grisalho precoce ou careca; unhas macias, oleosas e brilhantes com cutículas flexíveis.

    Y. Cabelo fino e sedoso; unhas finas, quebradiças e secas com cutículas ásperas.

    Z. Cabelo denso, espesso e escuro; unhas fortes, grossas e brilhantes com cutículas macias.

16. Qual das opções melhor descreve sua estrutura facial?

    X. Cabeça pequena com linhas finas na testa, cílios finos e firmes, nariz fino, lábios finos, queixo pequeno, dentes irregulares.

    Y. Cabeça de tamanho médio com pregas na testa, cílios finos, nariz médio, lábios macios e vermelhos, gengivas rosadas e dentes regulares.

    Z. Cabeça grande e redonda com testa larga; sobrancelhas grandes e espessas; nariz grande e lábios grandes e macios; alinhado, grandes dentes com gengivas oleosas.

17. O que melhor descreve seus olhos?

    X. Olhos firmes e penetrantes.

    Y. Movimentos instáveis/irregulares da íris.

    Z. Olhos grandes e úmidos.

18. Qual das opções melhor descreve sua estrutura corporal?

    X. Corpo assimétrico (superior e inferior); osso grande e estrutura muscular pesada.

Y. Corpo simétrico; estrutura óssea média e firme estrutura muscular.

Z. Corpo assimétrico (dos dois lados, esquerdo e direito); osso fino e estrutura muscular esguia.

19. Qual descreve melhor o seu peso?

X. Baixo – tendência a carregar menos peso.

Y. Moderado – peso bastante estável.

Z. Pesado – tendência ao excesso de peso.

20. Qual das opções descreve melhor o seu odor corporal?

X. Cheiro suave/doce.

Y. Cheiro forte.

Z. Cheiro sutil/indistinto.

21. Qual descreve melhor a sua urina?

X. Incolor.

Y. Esbranquiçada.

Z. Amarela.

Parte 2

COMIDA – SEU REMÉDIO NATURAL

O Ayurveda nos ensina três práticas naturais em nossa vida diária para manter a saúde e a imunidade ideais em todas as estações e em todas as idades. Essas disciplinas básicas para estabilizar as funções do sistema mente-corpo são consideradas os três mandamentos desta antiga ciência da saúde e, em sânscrito, são conhecidas como *aahar* (comida), *vihar* (estilo de vida) e *vijar* (pensamentos).

Como diz um velho ditado na minha aldeia "sua saúde é sua escolha e sua felicidade é seu direito de nascença", o que literalmente se torna verdade quando você aprende sobre os três mandamentos do Ayurveda e os pratica em sua vida diária. Quando você assume a responsabilidade por essas três áreas vitais de sua vida, pode conduzir sua mente com pensamentos afirmativos e seu estilo de vida com disciplinas saudáveis, incluindo dieta, exercícios e programas de relaxamento. E quando souber com o que alimentar seu cérebro e seu estômago e como usar seu precioso tempo neste Planeta para aproveitar ao máximo sua vida presente, boa sorte seguirá seus passos e saúde e felicidade residirão em seu corpo e mente como escolhas conscientes para o resto de sua vida. Então, a questão é: se essa antiga ciência da saúde funciona perfeitamente em nossa vida, por que nossa sociedade não está usando o Ayurveda como uma prática comum na vida?

Existem algumas razões pelas quais o Ayurveda ainda não é amplamente recebido em nosso mundo moderno. Por experiência própria, posso dizer que essas razões se baseiam em conceitos errôneos sobre essa antiga ciência da saúde. Enquanto algumas pessoas acreditam que não há evidências científicas por trás dessa sabedoria de saúde, outras afirmam que essa prática antiga pode limitar seu estilo de vida e confortos modernos. Levando em conta que nosso mundo atual avalia o valor de tudo com a escala da ciência, posso entender esse argumento, mas devo perguntar: de que evidência externa você precisa que seja mais importante que os resultados de sua própria prática de vida?

Como orador público, trabalhando em todo o mundo como embaixador do Ayurveda nas últimas duas décadas, ouço não apenas vozes edificantes, mas também, às vezes, perguntas e comentários ofensivos do público. Certa vez, ouvi um cientista dizer que o Ayurveda é besteira, o que significa simplesmente que, em sua opinião, não há valor prático para essa ciência da saúde em nosso mundo moderno. Depois de ouvir seu argumento, respondi que se você não pode acreditar nos poderes de cura do Ayurveda, tudo bem, mas antes de fechar a porta para essa sabedoria de vida, pergunte a si mesmo, não é melhor acreditar em algo e se sentir bem com sua mente e seu corpo do que viver em um estado de estresse e insatisfação por toda a vida?

Não escrevi nada neste livro que não tenha mostrado resultados ou que eu não tenha provado a mim mesmo. Pela minha experiência em trabalhar com todos os tipos de pessoas em diferentes continentes, posso dizer que o Ayurveda irá elevar sua vida ao próximo nível. Essa sabedoria pode ajudá-lo a escolher o melhor de tudo na vida, seja a prática alimentar, as disciplinas do estilo de vida ou o desenvolvimento da mente.

Quando praticamos Ayurveda, vivemos com consciência. Assumimos o controle, escolhendo tudo o que combina com a nossa vida e o que é melhor para a nossa saúde. Ao fazer essas escolhas importantes em sua vida, você se torna o líder de sua mente, em vez de ser um servo obedecendo às ordens de hábitos prejudiciais e vícios. Por meio da prática contínua dessa sabedoria de saúde, você não está apenas escolhendo sua comida e seus pensamentos, mas também adquirindo o poder de fazer escolhas em todas as áreas de sua vida.

Nas próximas seções deste livro, veremos como podemos fazer uso das disciplinas ayurvédicas por meio de nossas escolhas conscientes na vida. Começaremos nossos estudos entendendo os termos *aahar* (comida) na parte 2 e *vihar* (estilo de vida) na parte 3, e aprendendo como essas disciplinas podem ser aplicadas às suas rotinas de saúde para aumentar sua imunidade. No final do livro, também darei uma introdução ao termo *vijar* (pensamentos) para o seu desenvolvimento mental.

Quando você compreende as possibilidades de melhorar sua saúde com as ferramentas do Ayurveda, pode fazer escolhas conscientes em sua vida diária com base em seu estado de saúde atual. Conhecendo o PDE (Elementos Atualmente Dominantes) de seu sistema mente-corpo, você pode redesenhar sua dieta, seu estilo de vida e as funções de sua mente e trabalhar em sua saúde para atingir o máximo benefício de sua natureza central e de suas qualidades constitucionais ocultas em sua personalidade desde o seu nascimento. Depois de compreender as qualidades e limitações de sua natureza interna, você pode aprender sobre a correlação entre seus sistemas internos e sua natureza externa. Nos próximos capítulos, você também aprenderá como seu corpo age e reage às mudanças na natureza, com as várias estações e horários do dia e como você pode ajustar seu sistema mente-corpo para funcionar com facilidade (em vez de doenças), promovendo uma saúde perfeita e mantendo o máximo poder de resistência e vitalidade.

Desde o início de nossa vida neste Planeta, a comida tem sido tratada como um remédio natural que nutre, limpa e cura nosso corpo em todas as estações e em todas as idades. Por meio dos alimentos que comemos todos os dias, recebemos nutrientes em nosso corpo como proteínas, carboidratos, minerais, vitaminas e ácidos graxos, que são essenciais para a construção de novas células – os blocos de construção de nosso corpo.

Um corpo humano é uma composição de trilhões de células, e a saúde e o poder imunológico de uma pessoa dependem da manutenção dessas micro unidades de vida por meio da nutrição correta. Essas minúsculas células formam nossos tecidos, os tecidos formam órgãos, os conjuntos de órgãos formam sistemas e, finalmente, os diferentes sistemas juntos formam nosso corpo complexo.

De acordo com a terminologia do Ayurveda, o corpo humano é formado por sete *dhatus* – sete conjuntos de tecidos. Em sânscrito, esses sete tecidos são conhecidos como *rasa* (linfa), *rakta* (sangue), *mamsa* (músculo), *medha* (gordura), *asthi* (osso), *majja* (medula óssea) e *shukra* (tecido reprodutivo). O estado desses tecidos determina a saúde e a imunidade de um corpo.

Com a ajuda de *sama Agni*, o estado equilibrado do elemento Fogo, um corpo saudável mantém uma boa digestão, absorção adequada de nutrientes no nível celular e a eliminação de partículas de resíduos do sistema. Mas essas três funções do corpo – digestão, absorção e eliminação – dependem não apenas das funções naturais dos sistemas internos, mas também dos alimentos que ingerimos diariamente.

Se uma pessoa meramente alimenta seu estômago sem considerar sua condição de saúde atual ou segue cegamente o vício em comidas e bebidas não saudáveis, então mesmo que ela tenha um sistema digestivo saudável com *sama Agni* (Fogo equilibrado), eventualmente a digestão entrará em colapso, criando problemas de estômago. Esses sintomas se manifestam como refluxo ácido, hiperacidez, gases, inchaço ou digestão lenta ou difícil, dependendo do nível de *Agni* perturbado no sistema.

Devido a essas escolhas alimentares ruins, nossa digestão e metabolismo falham, e o *Agni* no sistema fica desequilibrado, enfraquecendo nossa imunidade. Considerando esses fatos, podemos ver a importância de manter uma dieta saudável para apoiar o desempenho de nossos sistemas internos em um nível ideal. Quando evitamos alimentos não saudáveis, incorporando a essência pura da natureza como alimentação diária, ficamos um passo mais perto de uma saúde perfeita. Nos próximos dias, você poderá cultivar hábitos alimentares saudáveis com lógica e determinação. E como próxima etapa, pode observar seu corpo e sua mente através da janela do Ayurveda e escolher os alimentos certos de acordo com seu PDE, seus Elementos Atualmente Dominantes.

Quando você muda sua dieta de acordo com sua atual condição mente-corpo, começa a ver melhorias em sua saúde que se refletem internamente, livrando as doenças de seus órgãos internos e também externos, por meio de sua pele radiante e olhos brilhantes.

Ao aprender sobre o Ayurveda, entendemos que tudo o que se passa dentro de nossa pele influencia nossa saúde e imunidade, e entre elas nossa alimentação diária desempenha um papel importante. De um ponto de vista holístico, recebemos dois tipos de alimentos de fora: alimento mental e alimento físico.

Alimento físico

Como já sabemos, recebemos nossa energia física por meio dos alimentos que são decompostos em nosso sistema digestivo na forma de proteínas, carboidratos, minerais, vitaminas e ácidos graxos. Como parte de nossa função metabólica, os nutrientes dos alimentos digeridos são absorvidos pelas paredes do intestino delgado e transportados pela corrente sanguínea. Depois de passar pelo processo de filtração no fígado, os nutrientes eventualmente chegam às microunidades do nosso corpo, as nossas células. Com a ajuda desses nutrientes, a força de *Kapha* gera novas células, enquanto a força de *Vata* abre espaço para essa criação, destruindo células velhas. O papel de *Pitta* é manter as células do corpo com seus elementos Fogo e Água e sustentar a imunidade natural do sistema.

Alimento mental

Considere tudo o que nossa mente consome por meio de seus cinco sentidos como nosso alimento mental, a fonte externa de energia. O estado de nossa imunidade depende do metabolismo de nossa mente – a função geral de nossos pensamentos, sentimentos e emoções gerados e circulados em nosso corpo cognitivo.

Para obter uma imagem clara de nosso metabolismo mental, vamos imaginar nosso cérebro como uma boca virtual e as informações que processamos como alimentos virtuais coletados por nosso cérebro, vindos de nossos sentidos e formando nossos pensamentos, que são processados e engolidos em nosso estômago virtual, o coração, gerando os sentimentos. Em um estágio posterior, alguns desses sentimentos continuam descendo para os intestinos virtuais de nossa mente e permanecem lá como emoções que, ocasionalmente, acionam nosso cérebro para formar pensamentos que podem ou não ter qualquer conexão direta com as informações externas, coletadas por nossos cinco sentidos.

Nosso metabolismo mental compreende diferentes estágios, como receber informações por meio dos sentidos, formar pensamentos no cérebro, processar os pensamentos no coração como sentimentos e armazená-los no abdômen inferior como emoções. Se recebermos informações positivas filtrando as informações negativas, ou se praticarmos a criação de pensamentos positivos, não encorajando a negatividade em nosso cérebro, ou se limparmos os sentimentos e emoções negativas existentes em nosso coração e abdômen inferior, então podemos sustentar uma mente saudável por manter um alto nível de poder de resistência do intelecto contra as doenças mentais mais comuns, como ansiedade intensa, estresse descontrolado e depressão - que, se não forem tratadas, também afetarão nossa saúde física e nossa imunidade. Nos capítulos de meditação da parte 4 deste livro, você pode ler mais sobre a função da mente e experimentar alguns dos exercícios mentais que ofereço aos meus clientes.

Capítulo 6

TRÊS PASSOS PARA UM ESTÔMAGO SAUDÁVEL E FELIZ

Começar uma vida saudável significa alimentar novos hábitos no nosso dia a dia e tomar consciência de tudo o que está relacionado com a nossa saúde, entre os quais a alimentação desempenha um papel importante. Para manter a saúde e a imunidade ideais, precisamos investir tempo suficiente para descobrir as melhores fontes de alimento curativo da natureza, desde o momento em que é colhido no campo do fazendeiro até chegar ao nosso estômago. Para encontrar as melhores fontes de alimentos e a melhor forma de ingeri-los, vamos nos concentrar nas três áreas principais de nossa prática alimentar: fazer compras, cozinhar e comer.

Loja inteligente

Na próxima vez que você entrar em um supermercado, tente se lembrar de que tudo na loja está lá para vender, mas não necessariamente para comprar. Isso significa que você precisa escolher os alimentos mais adequados para o seu estado de saúde atual.

A questão é: como saber o que é melhor para você quando há centenas de produtos empilhados nas prateleiras à sua frente? Aqui, você precisa usar alguma lógica e o conhecimento que adquiriu com seu estudo do Ayurveda e considerar o fato de que a maioria dos produtos expostos na loja em embalagens atraentes não são para você. Para encontrar os melhores alimentos para seu sistema mente-corpo, você pode usar as informações do capítulo 9, que detalha o que é melhor para seus elementos dominantes no momento. E, de acordo com seu PDE, você pode selecionar seu alimento, o mantenedor de sua saúde natural, usando a tabela de alimentos no capítulo 11. Mas para ter certeza de que está comprando os melhores alimentos das melhores fontes, você precisa considerar alguns fatores antes de colocar os itens em seu carrinho de compras.

1. *Comece com o planejamento certo.* Planeje sua comida e bebida para os próximos dias ou para uma semana com antecedência e controle seus hábitos saudáveis e não saudáveis. Eu sugiro que você use um caderno para anotar o plano alimentar de cada semana e descobrir quais tipos de comida e bebida você precisa aumentar, reduzir ou adicionar para fornecer melhor saúde para seu corpo. E como próxima etapa, você pode ajustar sua lista de compras de acordo com seu PDE, o que o ajudará a equilibrar os elementos e trazê-lo a uma saúde ideal.

2. *Compre saúde, não vício.* Este é um fator muito interessante sobre a saúde de nossa sociedade. Na maioria das vezes, não compramos os produtos de que nosso corpo precisa, mas aqueles que atraem nossa mente. Isso acontece devido ao nosso vício por esses produtos. Quando vejo os hábitos alimentares de alguns de meus clientes que constantemente lutam com problemas de saúde por causa do que comem e bebem, posso ver que muitos deles nem

percebem que têm um vício (ou vários vícios) que controla sua lista de compras. Quando esses clientes me perguntam o que devem comer para se sentir melhor e recuperar a saúde, digo-lhes que pensem no que não devem comer, em vez do que comer – o que significa que a maioria dos nossos problemas de saúde é causada pelo que comemos, não pelo que não comemos.

3. *Encontre a origem de sua comida.* A origem do nosso alimento é uma das coisas mais importantes a se verificar. Você obtém o valor nutricional máximo de itens alimentares que são cultivados perto de sua área e transportados para a loja em uma curta distância e período de tempo. Lembre-se de que a maioria das coisas que precisam ser transportadas por um longo caminho, desde o campo do fazendeiro até o seu prato, precisam de algum tipo de conservante para mantê-las frescas e atraentes. Isso talvez seja bom para o supermercado, pois faz a vitrine parecer nova, mas não é bom para o estômago, porque terá de digerir e distribuir os produtos químicos para o seu sistema. Se for comprar uma maçã ou um tomate, certifique-se de que não percorreu um longo caminho após a colheita. Em suma, tente apoiar os agricultores e os fornecedores de alimentos locais, dando preferência aos seus produtos na hora da compra. Isso não só vai melhorar a sua saúde, mas também ajudar o meio ambiente, reduzindo a poluição do transporte dos produtos.

4. *Saúde em primeiro lugar e bons negócios em segundo lugar.* Embora acreditemos que vivemos em uma sociedade onde o consumidor decide o que comprar, isso não é totalmente verdade. Na maioria das vezes, nosso cérebro é manipulado pelas táticas de marketing de empresas multinacionais, que na verdade são as que determinam nossos hábitos de consumo. Eles podem nos fazer querer comprar um ou mais de seus produtos, fornecendo ofertas atraentes que são difíceis para o cliente típico recusar. Portanto, muitas vezes acabamos enchendo nosso carrinho de compras com mais do que precisamos e, como resultado, usamos esses produtos mais do que usaríamos de outra forma. Nessas situações, precisamos

usar nossa inteligência e nos perguntar se realmente precisamos desses produtos ou se os estamos comprando por causa da oferta especial e não pelos nossos reais requisitos. Essa consideração é importante, principalmente em nossa seleção de alimentos, pois, na maioria das vezes, são os alimentos não saudáveis que vêm com ofertas tentadoras para o cliente pegar sem pensar muito.

5. *Encontre seu vício em seu carrinho de compras.* Todos os seis sabores têm propriedades exclusivas e o uso correto de cada sabor leva a uma boa saúde e vitalidade. Mas se abusarmos de qualquer um dos seis sabores em nossos hábitos alimentares e de bebida diários, isso pode causar sérios problemas de saúde. Por exemplo, doce é um sabor que muitas vezes é mal utilizado em nossa sociedade devido a sua capacidade natural de nos fazer sentir amor e felicidade. Mas se usarmos doces para encher nosso coração de amor e seus sentimentos relacionados, eventualmente ficaremos viciados nesse sabor, o que tornará tudo pior e podemos acabar com fadiga, depressão ou problemas relacionados, como diabetes tipo 2, imunidade baixa ou obesidade. Esse cenário se aplica se usarmos qualquer sabor em excesso, como sal, sabores picantes, azedos ou mesmo amargos. Como você aprenderá no capítulo 8, o açúcar e o sal aumentam a força de *Kapha*, o picante e o azedo aumentam o *Pitta* e o amargo e adstringente aumentam a força de *Vata*.

6. *Nossa ignorância é o lucro das empresas alimentícias.* Lembre-se de que o conhecimento é a riqueza fundamental de um ser humano e, no contexto da alimentação, isso é absolutamente verdadeiro. Muitas doenças entram em nosso corpo ou são geradas em nosso sistema por meio dos alimentos e bebidas que ingerimos e, na maioria das vezes, não percebemos o que está incluído nos alimentos que compramos nas lojas. Claro, se você não é um fazendeiro que come os alimentos de seu próprio campo, é difícil saber cem por cento sobre todos os itens alimentares. Mas há maneiras de obter mais conhecimento sobre o que nossa

comida contém se investirmos algum tempo ao comprar um alimento embalado na loja. Nos Estados Unidos, os aditivos alimentares são controlados pela *FDA - Food and Drug Administration* (Administração de alimentos e drogas) e listados na embalagem por seus nomes químicos, enquanto que na União Europeia eles são regulamentados pela *EFSA - European Food Safety Authority* (Autoridade de segurança alimentar europeia) e listados na embalagem como códigos chamados números E (ver gráfico). Na próxima vez que você comprar um alimento embalado, poderá olhar no verso da embalagem para ver quantos números E há naquele item.

Números E, de acordo com a Autoridade Europeia para a Segurança dos Alimentos:

- E100 a E199 – Aditivos de coloração
- E200 a E299 – Conservantes
- E300 a E399 – Antioxidantes, reguladores de acidez
- E400 a E499 – Espessantes, estabilizantes, emulsificantes
- E500 a E599 – Reguladores de acidez, agentes antiaglomerantes
- E600 a E699 – Intensificadores de sabor
- E700 a E799 – Antibióticos
- E900 a E999 – Agentes de envidraçamento, gases e adoçantes
- E1000 a E1599 – Produtos químicos adicionais

Lembre-se de que esses aditivos são usados na alimentação não para melhorar nossa saúde, mas para prolongar a vida útil do produto e torná-lo fresco até chegar ao estômago. Embora a maioria dos aditivos sejam certificados como seguros em uma determinada quantidade, ainda não se sabe o quão seguros eles são para o nosso corpo quando se trata de combinações de produtos químicos, suas reações em nossos sistemas e seus efeitos colaterais. Olhando para a longa lista desses aditivos invadindo lentamente nosso sistema, você pode entender porque eu o encorajo a comer diretamente da natureza e comprar dos agricultores locais, tanto quanto possível. Sei que hoje vivemos em uma sociedade em que é difícil encontrar alimentos diretamente da natureza e, até certo ponto, temos que depender de alimentos embalados. Então, como podemos evitar que esses aditivos cheguem ao nosso estômago? Minha sugestão é que você sempre verifique o rótulo da embalagem e compre os alimentos e bebidas que não possuem aditivos, ou escolha alimentos com a menor quantidade deles. Se eu preciso comprar um alimento que vem em uma embalagem, procuro comprar aquele que tiver menos números E, e dificilmente compro produtos com mais de um ou dois aditivos.

As pequenas decisões que tomamos em nossa vida diária têm um grande impacto em nossa saúde. Assim como as pequenas gotas de chuva que eventualmente enchem os oceanos, até mesmo um pouco de consciência sobre a saúde pode levar a grandes mudanças em sua saúde geral.

Prefiro sempre investir na busca de opções de alimentação saudável a cada nova cidade que visito. E além de descobrir alimentos locais, também estou interessado em estudar os padrões de meus colegas clientes na loja. Você pode distinguir entre três personalidades dominantes em um supermercado, mesmo no momento em que elas entram na loja e escolhem sua cesta de compras. Os dominantes *Kapha* geralmente preferem o maior carrinho de compras e caminham pelos corredores estudando tudo à medida que avançam. Os dominantes *Pitta* entram na loja com pressa, pegam a menor cesta de compras e correm em direção às prateleiras como se já soubessem exatamente o que querem comprar. O terceiro tipo de personalidade, os *Vata* dominantes, costumam demorar para decidir o que comprar e geralmente acabam escolhendo uma cesta de plástico de tamanho médio com rodas, que puxam atrás de si, escolhendo os itens aleatoriamente.

Você pode ver que todos nós temos alguns padrões definidos, até mesmo em nossos hábitos de compras, então, da próxima vez que você for fazer suas compras de supermercado, observe seus próprios padrões ao escolher sua comida e certifique-se de não estar comprando muito ou pouco, mas itens apenas o suficiente e aqueles que são adequados para os seus Elementos Atualmente Dominantes.

Cozinha saudável

Cozinhar é uma arte de cura. Se entendermos a lógica por trás de qual tipo de preparação de alimentos se adapta ao nosso estado de saúde atual, podemos dizer que nossa farmacologia começa em nossa cozinha. A partir de agora, considere sua cozinha como um depósito de seus próprios remédios naturais e veja-se como o farmacologista dos seus problemas de saúde, bem como de toda a sua família. Com essa imagem em mente, como você deve preparar cada refeição: o café da manhã, o almoço, o jantar e os lanches entre eles?

Em primeiro lugar, considere seu estado de saúde atual. Se você está sofrendo de algum tipo de doença ou recebendo sinais do seu corpo indicando sintomas de disfunção de um órgão ou mesmo de um sistema inteiro, é isso que precisa levar em consideração ao planejar sua dieta. Simplesmente seguir uma dieta moderna, mesmo que seja saudável, não ajudará a retificar a causa raiz do seu problema.

Ao planejar sua alimentação, é bom ter em mente que a natureza tem o poder máximo de curar seus problemas de saúde e a alimentação é o remédio vital que você precisa adaptar como uma solução permanente para manter sua vitalidade e imunidade por toda a vida. É bom lembrar o fato de que nós, humanos, estávamos tratando nossa saúde com a essência da natureza e tínhamos total confiança nessas antigas ciências da cura, até que inventamos os remédios modernos, algumas centenas de anos atrás. Ainda temos muitas plantas medicinais que nos fornecem diferentes vegetais, frutas, ervas, grãos, nozes e feijão, mas infelizmente perdemos a sabedoria de seu valor ou negligenciamos essa informação de nossos ancestrais. No entanto, podemos retornar à natureza e recuperar o conhecimento para manter nossa saúde e imunidade finais.

Antes de começar a cozinhar de forma saudável, você pode começar a preparar sua loja de remédios naturais, sua cozinha, esvaziando a geladeira. Sim, quero dizer hoje. Assim que você parar de ler este capítulo, vá para a cozinha, abra a geladeira e observe com atenção o que você tem nas prateleiras refrigeradas. Veja o interior da sua geladeira como o interior do seu estômago amanhã, a fonte da sua saúde e doença.

Com essa imagem em mente, retire da geladeira todos os itens que são prejudiciais à saúde e jogue-os fora. Isso é melhor do que acabar no seu estômago, certo? Ok, agora você pode continuar sua limpeza vasculhando os armários da cozinha e logo sua cozinha e estômago estarão limpos e arrumados, e seu corpo livre de futuras doenças causadas por alimentos não saudáveis.

Certifique-se de manter esse nível de entusiasmo ao fazer sua próxima lista de compras. Quando sua cozinha estiver pronta para um experimento de saúde, você pode anotar ou imprimir a lista de alimentos que deseja ter em sua casa e colá-la na geladeira ou em qualquer lugar da cozinha. Você pode usar a tabela de alimentos do capítulo 11 deste livro ou ir ao meu site e imprimir a última atualização da lista de alimentos para cada força dominante (em janeshvaidya.com/ayurveda/food/).

Se você está apenas preparando comida para si mesmo, só precisa imprimir a lista de alimentos para sua força dominante no momento. Mas se está fazendo comida para toda a sua família, pode imprimir o gráfico de alimentos para cada força dominante (*Kapha*, *Pitta* e *Vata*). Essas listas de alimentos podem ajudar você e sua família a comprar, preparar e comer alimentos de acordo com os elementos dominantes de todos, que é a melhor maneira de manter a saúde ideal e o poder imunológico de acordo com o Ayurveda.

Com o seu conhecimento do Ayurveda, você pode encontrar os alimentos certos para a sua atual condição mente-corpo. Quando você encontrar seus elementos dominantes no momento com a ajuda do autoteste no capítulo 5, vai conhecer a força principal em seu sistema no momento e, de acordo com seu PDE, escolherá os medicamentos naturais corretos em seu armário e começará preparando sua comida.

Talvez você esteja se perguntando como preparar um prato para sua família se todos forem diferentes em seu PDE. É uma boa pergunta, já que é preciso servir comida para todas as forças dominantes. Por exemplo, você pode ter uma dominação *Pitta*, seu parceiro *Kapha* e seus filhos *Vata*. Nessa situação, sugiro que use sua lógica estudando a lista de alimentos. Alguns ingredientes são apropriados para todos os domínios, que você pode usar em geral, e os outros ingredientes que precisam ser reduzidos ou evitados podem ser reservados quando você começar a cozinhar. Em diferentes estágios do cozimento, você pode retirar porções de comida para ter a certeza de que está pronta para servir para um determinado domínio. Por exemplo, se você for um *Pitta* dominante, antes de adicionar temperos fortes, pode remover sua porção de comida da panela e continuar adicionando os ingredientes que são bons para os outros dois dominantes, *Kapha* e *Vata*. Outras vezes, os temperos e a base do prato podem ser os mesmos, mas você adiciona vegetais, grãos ou feijões diferentes ao prato, de acordo com o domínio para o qual está cozinhando. Essa forma de preparar a comida é o que chamo de "cozinha inteligente", porque você está usando não apenas seu conhecimento de Ayurveda, mas também sua lógica para torná-la prática para você e também saudável para toda a sua família. Essa abordagem culinária tem ajudado muitos de meus clientes com familiares de diferentes domínios que, de outra forma, teriam problemas para aplicar a sabedoria ayurvédica em sua cozinha.

Cozinhar é uma arte, e podemos constatar que muitas pessoas da área procuram apresentar a comida de forma atrativa, manipulando a essência do prato, o que diminui a qualidade do remédio da natureza. No preparo dos alimentos, devemos dar a máxima atenção para preservar suas qualidades naturais até que cheguem ao estômago.

Algumas pessoas têm um talento natural para preparar comida sem usar receita, minha mãe é uma delas. Nunca a vi seguir uma receita ou usar um copo medidor. Todas as preparações e quantidades estão em seu cérebro, e ela calcula a quantidade de cada ingrediente com seus sentidos.

Preparar uma refeição é como tocar um instrumento musical de cordas. Por exemplo, os seis sabores (doce, azedo, salgado, picante, adstringente e amargo) são como as seis cordas de um violão. Assim como um músico pode tocar incontáveis peças musicais com um violão, um chef talentoso pode fazer uma infinidade de pratos com os mesmos ingredientes brincando com os seis sabores. Desta forma, podemos modificar as receitas que não são projetadas especificamente para nossos elementos dominantes. Por sermos artistas na nossa cozinha, podemos saborear o gosto dos alimentos com os nossos sentidos e fazer de cada refeição uma festa, sem comprometer a nossa saúde.

Na Índia, consideramos a cozinha uma segunda sala de oração. É prática desde os tempos antigos entrar na cozinha pela manhã e acender o fogo do fogão com uma oração silenciosa nos lábios. Na cozinha não estamos apenas fazendo comida; estamos fazendo remédios para nossa família. E não estamos apenas adicionando temperos à comida, mas também o nosso amor, que se transforma no sabor essencial da comida que preparamos. Deve ser por isso que as pessoas, quando voltam para seus países de origem após fazerem os tratamentos Ayurveda em minha aldeia, costumam comentar que nunca comeram comida tão saborosa quanto a que minha família serviu durante sua estada no retiro. O segredo desta deliciosa comida vegetal está não só nos ingredientes e nas receitas ayurvédicas utilizadas, mas também na forma como é preparada na minha aldeia, com talento natural e dedicação sincera.

Embora eu não seja um chef excelente, adoro cozinhar minha própria comida. Já que viajei muito nas últimas duas décadas, espalhando o conhecimento do Ayurveda pelo mundo, muitos de meus leitores e clientes se perguntam como eu administro minha alimentação diária. Bem, é tudo uma questão de escolhas. Para onde quer que eu vá, minha primeira preocupação é encontrar acomodações com cozinha ou pelo menos despensa. Posso me comprometer a morar em um cômodo sem móveis, mas é difícil para mim morar em um lugar onde não tenho a opção de cozinhar minha própria comida. Porém, quando não tenho nenhuma cozinha, encontro opções de alimentos crus, pegando vegetais orgânicos e couves e misturando-os em uma tigela com um molho de salada simples para incluir todos os seis sabores. É isso, e é simples, se apenas mudarmos a imagem que temos da comida de algo que é atraente aos nossos olhos, pesado para o nosso estômago e habitual aos nossos sentidos (algo que comemos rotineiramente desde a nossa infância), para algo que vem diretamente da natureza e é leve e fácil para o nosso sistema digestivo, simples e limpo para os nossos sentidos e fresco e natural na sua forma original.

Comer atento

Para algumas pessoas, comer é apenas uma parte de sua rotina diária, enquanto para outras é uma experiência deliciosa. Se você quer comer alimentos como seu remédio natural e comemorar a experiência de cada refeição, precisa saber não apenas o que comer, mas também como e quando.

Quanto devo comer para manter uma boa saúde?

Como disciplina geral do Ayurveda, se você está sofrendo de sintomas de agravamento de *Kapha*, como obesidade, asma, sinusite ou depressão, deve comer quantidades menores e excluir todos os tipos de alimentos frios retirados diretamente da geladeira ou do freezer. Como o sorvete, que é frio e tem propriedades gordurosas, podendo agravar o *Kapha* e seus sintomas correspondentes.

Como dizemos na minha aldeia na Índia "não coma até que seu estômago esteja cheio, mas antes que você sinta que um terço do seu estômago está vazio". Portanto, se você tiver um agravamento de *Kapha*, tente manter um terço de sua fome, em vez de comer até satisfazer a última porção de sua fome ou mesmo além disso. E lembre-se de não beber enquanto estiver comendo, pois a água pode dissolver os ácidos digestivos do estômago e causar indigestão.

Se você tiver *Pitta* aumentado em seu sistema, vai precisar comer sempre uma boa porção de comida. Uma boa quantidade de comida para um *Pitta* dominante é aquela que deixa a pessoa satisfeita, mas não empanturrada. Em comparação com as outras duas forças, os dominantes *Pitta* têm os níveis mais altos de ácidos em seu sistema, e essa prática ajudará seu sistema digestivo a funcionar sem problemas, sem secretar ácidos nos canais digestivos. Em situações em que você está sofrendo de problemas agravados por *Pitta*, como enxaquecas, hiperacidez ou doenças de pele como psoríase ou eczema, você precisa comer alimentos calmantes e refrescantes, conforme listado na tabela de alimentos redutores de *Pitta* no capítulo 11. Lembre-se de que você nunca deve pular uma refeição, pois isso pode agravar os problemas causados por um excesso de *Pitta* que você já está sofrendo.

Entre seus amigos ou familiares, você provavelmente notou que alguns deles podem comer uma grande quantidade de alimentos sem ganhar peso extra. Isso ocorre principalmente devido a seus elementos dominantes; neste caso, eles são dominados pelos elementos Ar e Éter, que controlam a força de *Vata*. Se *Vata* é a força dominante no corpo, o desafio é hidratar o corpo com frequência e manter o peso corporal adequado seguindo o plano alimentar correto com horários regulares para comer. Se seu sistema digestivo é dominado pela força de *Vata*, a função digestiva pode ser irregular e, considerando essas variações, você precisa adaptar sua dieta de acordo. Como um *Vata* dominante, certifique-se de alimentar seu corpo com alimentos quentes, nutritivos e oleosos todos os dias.

Qual é a melhor hora do dia para comer?

Como aprendemos, o nível micro do nosso corpo é composto pelos cinco elementos da natureza. A nossa natureza não está apenas dentro da nossa pele, mas também fora dela. Essa teoria simplesmente afirma que as estações e a hora do dia influenciam as funções de nossos órgãos internos. Portanto, quando você sabe qual força está dominando seu corpo, pode manter a estabilidade dessa força ajustando o horário das refeições durante o dia. Embora possa ser um pouco difícil entender como a mudança dos horários das refeições pode afetar sua saúde, já que estou seguindo essa teoria em minha própria vida, recomendo que você também experimente este horário em sua vida e sinta a diferença em sua digestão e metabolismo nas semanas seguintes.

Com a ajuda do teste PDE no capítulo 5, se você descobrir que sua força dominante é *Kapha*, vai precisar evitar comer durante o *Kapha-agravantes* na natureza, que é de manhã bem cedo, das 4 às 10 horas. Por exemplo, se você está sofrendo de algum dos sintomas de *Kapha*, particularmente obesidade, não deve dar ao seu corpo uma única chance de ganhar mais peso, certo? Portanto, não coma durante o horário em que *Kapha* é mais proeminente. Em vez disso, tome um café da manhã leve às 10 horas e deixe seu almoço ser sua primeira refeição regular do dia. Beba água ou chá pela manhã para limpar seu sistema das substâncias tóxicas que se acumularam no corpo.

Experimente esta prática por três semanas e observe a diferença em sua saúde e vitalidade, equilibrando seu excesso de *Kapha*.

No entanto, se você é um *Pitta* dominante, nem pense na ideia anterior. Nesse caso, a primeira coisa em que você precisa pensar pela manhã é no seu delicioso café da manhã. Posso ver o sorriso em seu rosto se você já fez o teste e determinou que sua força dominadora é *Pitta*. Sim, você precisa se alimentar várias vezes ao dia, e o principal a se lembrar é comer alimentos calmantes e refrescantes, principalmente no meio do dia, quando a energia do sol está no auge, principalmente em dias quentes, dias de verão. Se você não tomar cuidado com os alimentos que agravam o *Pitta*, eles podem facilmente desencadear os sintomas relacionados, como problemas de acidez no corpo e estresse na mente, especialmente em climas quentes e no meio do dia.

Se você mora longe do equador, pode considerar a noite como a hora do dia que agrava o *Vata*. Se você é um *Vata* dominante, precisa comer comida quente e sólida à noite como seu jantar, especialmente quando a temperatura externa é inferior a 20 graus Celsius (68 Fahrenheit). Considerando o estado de sua digestão, certifique-se de obter os temperos certos por meio da comida, o que ajudará a pacificar seu *Vata* e reduzir os sintomas de desequilíbrio Ar-Éter, como dores nas articulações do corpo e ansiedade na mente. A comida balanceadora de *Vata* que você ingere à noite permanecerá em seu estômago como um cobertor quente durante a noite e promoverá um sono melhor.

Como comer conscientemente

Quando cheguei à Europa, uma das coisas mais surpreendentes que notei foi que muitas pessoas têm a capacidade de falar continuamente enquanto comem com outras pessoas. Essa estranha prática parece fazer parte da socialização, especialmente nos países mais industrialmente desenvolvidos. Ainda não sei como eles conseguem essa técnica de embaralhar comidas e palavras dentro da boca sem que elas colidam, essa habilidade (ou deficiência!) destrói a essência da alimentação consciente. Deve ser este o motivo pelo qual muitas pessoas no Ocidente evitam agendar almoços comigo, porque perceberam que não tenho a capacidade de falar enquanto estou comendo.

No momento em que o prato chega à minha frente, esqueço tudo ao meu redor, exceto a comida.

Existe um velho ditado na minha aldeia: "beba a sua comida e coma a sua água". Embora pareça engraçado, se pensarmos sobre a lógica por trás disso, podemos entender o que realmente significa. Nossa comida tem três camadas de sabor e, quando comemos com pressa, apenas nos conectamos com a primeira camada e perdemos as duas camadas abaixo. Enquanto a primeira camada do paladar está conectada às nossas papilas gustativas na língua, as outras camadas sutis estão conectadas à nossa consciência, o que só podemos sentir por meio de uma prática alimentar consciente.

Para praticar a alimentação consciente, sugiro que você faça o seguinte:

1. Antes de começar a comer, respire fundo três vezes com os olhos fechados e acalme a mente, deixando o corpo relaxado.
2. Agradeça ao Universo por este prato de comida à sua frente.
3. Imagine o sabor da sua comida pausando quaisquer outros pensamentos dentro do seu cérebro.
4. Tente sempre se sentar e comer em seu próprio espaço em silêncio.
5. Durante as refeições, não incentive outras pessoas a falar, dando-lhes sua atenção ou contato visual. (Mantenha seus olhos focados em seu prato de comida.)
6. Mastigue a comida cerca de 14 a 25 vezes e beba a sua comida.
7. Ao dissolver cada pedacinho de comida na boca, saboreie-o com total satisfação.
8. Evite pensamentos que tentam entrar em sua mente enquanto mastiga, especialmente pensamentos que criam raiva, tristeza ou preocupação.
9. Nunca se apresse para terminar a refeição, e fique nessa sensação de satisfação para prolongar este momento delicioso.

Desde a infância, tem sido uma prática natural para mim sentar em frente a minha refeição por alguns segundos de silêncio. Faz parte do nosso costume fazer uma oração silenciosa antes de iniciar cada refeição. O objetivo de todos esses rituais é dar à comida o respeito adequado e ao corpo tempo suficiente para atrair o foco da nossa mente ao prato de comida, mesmo antes de trazermos as propriedades curativas da natureza para o nosso corpo.

Quando comemos em silêncio, com o máximo de foco, podemos sentir as camadas mais profundas do paladar em cada molécula de alimento. Podemos sentir o ponto de fusão de cada pedacinho da essência da natureza em nossa língua antes de "bebermos" nossa comida. Você pode experimentar a arte de comer quando medita com a comida.

Quantas vezes por dia uma pessoa pode comer?

Normalmente são necessárias duas a três horas para a primeira parte do processo de digestão de um alimento natural, e uma pessoa pode comer meia palma cheia (de comida mastigada) três a cinco vezes ao dia. Como mencionei, isso varia de pessoa para pessoa e de tempos em tempos de acordo com o PDE.

O consumo de alimentos também depende das atividades físicas de uma pessoa, portanto, os valores nutricionais necessários e a frequência da ingestão de alimentos devem ser planejados levando-se em consideração os fatores que influenciam o estilo de vida de cada um. Porém, o hábito de comer pequenas quantidades de alimentos de alta qualidade definitivamente vai fazer diferença em seu metabolismo. Valendo-se desta prática, você pode sentir uma boa energia em seu corpo e entusiasmo em sua mente, além de manter um bom poder imunológico e vitalidade para que possa se manter saudável ao longo dos dias e das diferentes estações do ano.

Como posso melhorar minha digestão?

Uma das disciplinas importantes que gostaria de compartilhar com base em minha própria experiência é a de ter horários diferentes para comer e beber. Como dizemos na minha aldeia "não beba enquanto come e não coma enquanto bebe". Essa prática iogue ajuda a manter uma digestão poderosa e um estômago forte.

Quando você faz as refeições principais, como o almoço ou o jantar, seu estômago precisa ter *Agni* (fogo digestivo) suficiente para absorver os nutrientes dos alimentos. Se você beber antes, durante ou depois da refeição, esse fogo digestivo é subjugado e o corpo tem menos poder para quebrar as moléculas do alimento no estômago, o que causa uma digestão lenta ou indigestão. Para evitar essa situação e melhorar seu fogo digestivo, o Ayurveda sugere que você pare de beber pelo menos meia hora antes das refeições principais e espere pelo menos uma hora após para tomar sua próxima bebida. Isso também permite que você se concentre mais na comida e evita que a engula antes de mastigá-la adequadamente. Lembre-se de que o estado do seu estômago é o primeiro sinal de sua saúde.

Também recomendo praticar *vajrasana* (postura do diamante) de três a sete minutos após as refeições principais, o que facilita a digestão e os movimentos intestinais. (Pose de diamante: sente-se em um tapete no chão, ajoelhado. Coloque as mãos nas coxas e alongue a coluna.)

Comemore cada refeição!

Nas aldeias da Índia, você costuma ver pessoas cantando e dançando depois de uma refeição deliciosa. Sim, você pode deixar essas pessoas mais felizes simplesmente servindo-lhes uma boa refeição! Eu me pergunto quantas pessoas no Ocidente ficam felizes apenas por conseguirem uma boa refeição?

De agora em diante, leve a sério a questão da alimentação e aguarde as refeições do dia. E, no final de cada dia, sonhe com as deliciosas refeições dos próximos dias. Eu sei o que você está pensando agora: como podemos encontrar tempo em nosso dia agitado para pensar ou planejar nossa alimentação adequadamente? Bem, que tal reservarmos tempo suficiente para as práticas mais importantes da nossa vida, como fazer comida, amar e rir? Caso contrário, perderemos a essência desta bela vida neste Planeta maravilhoso. Para encontrar tempo suficiente, precisamos priorizar a comida como uma das primeiras preferências em nossa lista, economizando tempo para ela, em vez de gastar tempo em assuntos menos importantes, como mídia social ou nos envolvendo em assuntos da vida de outras pessoas que não são diretamente conectadas conosco e com nossa saúde.

Diretrizes Ayurveda para alimentação

- Coma em horários regulares.
- Beba água morna ou chá de ervas durante o dia.
- Evite beber durante as refeições.
- Mastigue sua bebida e beba sua comida.
- Reserve tempo suficiente entre as refeições para digerir totalmente a refeição anterior.
- Evite fast-food.
- Faça compras, cozinhe e coma conscientemente.
- Use especiarias (as certas para o seu PDE).
- Coma alimentos com energia limpa (à base de plantas).
- Coma comida caseira.
- Coma em um ambiente calmo.
- Sente-se enquanto come.
- Faça o ato de comer um ato de meditar.

Estas são orientações gerais para melhorar a qualidade de suas disciplinas alimentares. Nos próximos capítulos, você vai encontrar conselhos específicos baseados em seus elementos dominantes no momento.

Capítulo 7

PLANO DE CINCO ESTÁGIOS PARA CONSTRUIR PODER DE RESISTÊNCIA

Antes de entrarmos na discussão sobre planos de dieta personalizados nas próximas seções, quero dar uma visão geral dos diferentes estágios de sua saúde e de sua imunidade pelos quais você passará enquanto adequa os alimentos como seu remédio natural e segue as recomendações do Ayurveda de acordo com seus Elementos Atualmente Dominantes. Com a ajuda do gráfico que apresento no início deste capítulo, você vai obter um esboço de como mudar sua saúde para melhor. Seguindo o plano alimentar de cinco estágios, você pode aliviar possíveis sintomas que está sofrendo no momento. Para obter uma visão geral, elaborei um gráfico que mostra as mudanças graduais em seu sistema interno após 21 dias, 3 meses, 6 meses e além, quando você trabalha em sua saúde criando hábitos saudáveis com seus melhores alimentos vegetais. Nos próximos capítulos, você conhecerá as propriedades medicinais de cada força e a correlação com os seis sabores dos alimentos de acordo com os princípios do Ayurveda. Essa sabedoria o ajudará a compreender o papel dos alimentos naturais em melhorar sua saúde e a maneira ayurvédica de autocura.

Programa de melhoria da saúde em cinco estágios

Etapa	Duração	Número de refeições	Benefícios na saúde
1	Primeiros 21 dias	63 refeições	Seus hábitos se transformam em saúde – um sinal de sua determinação.
2	Dias 22-90	+ 207 refeições	Seu estômago funciona bem – o primeiro sinal de melhora na sua saúde.
3	Dias 91-180	+ 270 refeições	Sua dor e inflamação no corpo são eliminadas – a limpeza de primeiro nível do corpo de toxinas antigas.
4	Dia 181 – até o ano 2	+ 1,620 refeições	Seus sintomas desaparecem – um sinal de que seu corpo iniciou seu processo natural de cura.
5	Ano 3 – até ano 7	+ 5,400 refeições	Seu corpo está alcançando *Kakajanmam** – um sinal de que uma grande parte das células do seu corpo antigo foi substituída por células novas e saudáveis, após sete anos praticando sua dieta pessoal de acordo com sua PDE.
**Kakajanmam*: de acordo com a crença tradicional em Ayurveda, durante um período de sete anos o corpo humano substitui a maior parte de suas células. Se você cuidar de sua saúde com as disciplinas alimentares corretas, dentro desses sete anos poderá refrescar seu sistema corporal e recomeçar sua vida como recém-nascido, com mais juventude e mais vitalidade. Este programa de limpeza e rejuvenescimento de sete anos não apenas alivia o corpo de sintomas e doenças, mas também reverte o processo de envelhecimento da pessoa que passa por esses cinco estágios.			

Nas últimas duas décadas de minha prática e pesquisa no campo de alimentos à base de plantas em todo o mundo, implementei um programa de melhoria da saúde em cinco estágios, com o qual tenho tratado meus clientes em seu processo de cura de vários problemas de saúde. Considerando que cada refeição desempenha um papel importante na reconstrução (ou destruição) da nossa saúde, é essencial conhecer os alimentos certos para o seu PDE (Elementos Atualmente Dominantes) e monitorar seus efeitos na sua saúde através dos cinco estágios do programa alimentar.

Imagine que hoje é o primeiro dia da sua vida e da sua saúde, pois o resto da sua vida depende do que você come e não come a partir de agora. Mantenha o mantra em sua mente de que a comida é o seu remédio natural e a saúde é a sua escolha consciente.

Meus novos clientes costumam me perguntar quais alimentos ou bebidas eles devem adicionar ao seu plano de alimentação diária para ter uma saúde melhor. Costumo lembrá-los de que, em vez de pensar no que você deve comer, pense no que você não deve comer. Hoje em dia, muitas pessoas em nossa sociedade adoecem não por falta de comida, mas devido ao excesso de alimentos não saudáveis que cria *ama* (toxinas) e bloqueia a função natural do sistema e, eventualmente, leva à doença. Portanto, como uma etapa inicial em seu programa de melhoria da saúde de cinco estágios, sugiro que você identifique seus hábitos alimentares e de bebida não saudáveis e os troque por hábitos saudáveis.

No gráfico aqui, os números variam ligeiramente de acordo com o número de dias em cada mês, calculado como trinta dias para uma estimativa geral das refeições.

Etapa 1: primeiros 21 dias

Os primeiros 21 dias de prática alimentar são o maior desafio para a maioria das pessoas que desejam melhorar sua saúde, transformando hábitos antigos e não saudáveis em hábitos novos e saudáveis. Mas depois de ter administrado as três primeiras semanas de seu novo plano alimentar, seu corpo terá recebido um mínimo de 63 refeições rejuvenescedoras (calculadas como três refeições principais por dia – café da manhã, almoço e jantar). Considere este um dos desafios mais importantes de sua vida para recuperar sua saúde natural. Ao longo de toda a jornada, tente manter suas escolhas alimentares saudáveis sem deixar que vozes externas e velhos hábitos distraiam seus sentidos e enfraquecem sua determinação.

Etapa 2: do dia 22 ao dia 90

Ao terminar esta etapa do desafio, três meses após o início do programa, seu corpo terá recebido aproximadamente 270 (63 + 207) refeições rejuvenescedoras. Durante esses três meses, com o poder de cura do alimento Ayurveda para seu PDE, você verá os primeiros sinais de saúde em seu corpo, que se manifestam como um estômago feliz e funcionando bem. Ao final desse estágio, você pode sentir que seu sistema digestivo está funcionando melhor do que nunca.

Etapa 3: do dia 91 ao dia 180

Durante a terceira fase do plano, com a ajuda de sua dieta pessoal, seu corpo elimina as velhas toxinas que se acumularam em seu sistema. De acordo com o cálculo das três refeições principais por dia, durante os seis meses desde que iniciou o programa, o seu corpo terá recebido cerca de 540 (63 + 207 + 270) refeições rejuvenescedoras para o seu PDE, que limpam os canais e melhoram as funções do sistema circulatório do corpo.

Etapa 4: do dia 181 ao ano 2

O processo de limpeza e cura continua durante a quarta etapa do plano alimentar, que dura até dois anos a partir do início do programa e inclui aproximadamente 2.160 (63 + 207 + 270 + 1.620) refeições rejuvenescedoras para seu PDE. Durante este período, a maioria dos seus sintomas de longo prazo desaparece e você recupera a vitalidade do seu corpo e o foco e a clareza da sua mente.

Etapa 5: do ano 3 até o ano 7

Ao entrar na quinta etapa do programa, o seu desafio passa a ser o seu melhor amigo e o incentiva a adotar hábitos ainda mais saudáveis no futuro com o apoio dos resultados que você experimentou nos últimos anos. De acordo com este programa de melhoria da saúde de cinco estágios, em um total de sete anos você terá recebido cerca de 7.560 refeições de rejuvenescimento (63 + 207 + 270 + 1.620 + 5.400), e a maioria das células antigas de seu corpo terá sido substituída com novas células, criadas com a essência dos alimentos e bebidas curativos que foram ingeridos durante esse período. A essa altura, você se sentirá como um recém-nascido, com um corpo vigoroso e uma mente clara, que chamamos de *kaka-janmam* na prática tradicional de Ayurveda no sul da Índia. Veja este plano de rejuvenescimento em cinco estágios como um trem parando em cinco estações, mostrando os resultados de saúde que você experimentará nos próximos dias. Em vez de adiar sua viagem para o dia seguinte, entre no trem da saúde e comece o programa agora, e olhe pela janela de dentro do carro em movimento, contando os dias, meses e anos com o progresso em seu calendário de saúde.

Lembre-se de que seu PDE pode mudar durante o curso do programa, especialmente se você tiver um *vikruti* em qualquer uma das três forças do sistema mente-corpo no início do programa. Portanto, sugiro que você faça o autoteste do PDE do capítulo 5 após cada estágio do programa, até entrar no quarto estágio e, em seguida, faça o teste a cada três meses para se certificar de que está seguindo o plano de dieta correto para o seu PDE. Uma vez que seus elementos estejam equilibrados com este programa, você obterá seu resultado PDE como seu *prakruti*, que permanecerá inalterado, e seu corpo e mente permanecerão em um estado de saúde e imunidade ideais, desde que você siga as recomendações do Ayurveda em sua rotina de vida diária.

Para iniciar o programa de melhoria da saúde de cinco estágios, primeiro encontre seu PDE com a ajuda do teste "Encontre seu desequilíbrio" no capítulo 5. Em seguida, determine os alimentos certos para você (vegetais, frutas, grãos, nozes, sementes, legumes, etc.) usando a tabela de alimentos no capítulo 11. Para encontrar receitas para o seu PDE, você pode consultar meus livros de receitas ou seguir meu site, que não apenas vai ajudá-lo a criar um plano de alimentação saudável, como também vai abrir o mundo para as suas papilas gustativas e a sinfonia dos seis sabores da cozinha Ayurveda.

Capítulo 8

A COMIDA QUE AUMENTA SEU PODER IMUNOLÓGICO

Neste capítulo você conhecerá os seis sabores do Ayurveda e sua correlação com os alimentos que promovem a saúde e a imunidade. Ao compreender como os elementos constitucionais das seis rasas (sabores) influenciam as três forças de nosso corpo e mente, podemos escolher a comida certa e comer de acordo com a condição atual de nosso corpo. Quando reconhecemos nossa comida por meio dos seis sabores, tornamo-nos nossos próprios terapeutas, usando as propriedades curativas naturais vindas direto da natureza em nossa dieta para promover equilíbrio e saúde, em vez de desequilíbrio e doenças em nossos sistemas.

Além de nós, humanos, todas as outras espécies do Planeta usam naturalmente os alimentos como único remédio para manter a saúde. E eles ganham essa sabedoria diretamente da natureza e a praticam ao longo de suas vidas com seus sentidos, enquanto nós, humanos, estamos ocupados tentando coletar informações da literatura e lutando para praticá-las em nossos quartos quadrados. Se pudermos confiar na Mãe Natureza e tratá-la com respeito, o processo de cura começará em nossa vida também, com sinais de saúde, por dentro e por fora.

As seis *rasas* (sabores)

Para entender o uso da alimentação como remédio, o Ayurveda define alimentos como a essência da natureza que é reconhecida por seus seis sabores, que são: doce, ácido, salgado, picante, amargo e adstringente. Quer se trate de uma fruta ou de um vegetal, de uma noz ou de um grão, as propriedades de cada alimento variam de acordo com os seus elementos dominantes, que podemos sentir pelo seu sabor natural. Ao comer um alimento com um sabor específico, lembre-se de que seu efeito no corpo é determinado pelas propriedades desse alimento.

Por exemplo, alimentos e bebidas com sabor doce e salgado são altamente dominados pelos elementos Terra e Água e, quando comemos alimentos com esses sabores, isso aumenta naturalmente a força de *Kapha* em nosso sistema. Alimentos de propriedade *Kapha* sustentam o corpo gerando novos tecidos e são usados como remédio quando a força de *Vata* é alta no sistema, pois essa é uma força destrutiva para os tecidos e influencia fortemente o corpo durante a velhice e nas estações frias.

Todos os alimentos e bebidas com sabores ácidos e picantes são altamente dominados pelos elementos Fogo e Água, e a ingestão desses sabores pode aumentar a força de *Pitta* no sistema. Os alimentos de propriedade *Pitta* controlam os sistemas digestivo e circulatório, mantendo a temperatura corporal e, portanto, o poder imunológico.

Alimentos com sabor amargo ou adstringente têm propriedades de aumento de *Vata* devido ao domínio do Ar e de qualquer dos elementos nele contidos. A maioria dos medicamentos Ayurveda é amarga e adstringente em seu sabor básico e tem propriedades medicinais que podem eliminar as toxinas do sistema.

Para melhorar sua saúde com plantas medicinais da natureza, grãos, feijões, nozes, sementes, frutas e vegetais, você pode aprender mais sobre os seis sabores e fazer uso de suas propriedades em seu plano de alimentação diária de acordo com seu PDE (Elementos Atualmente Dominantes).

Doce

Na natureza, tudo o que sentimos como doce é um sinal de atração e conexão, embutido em cada flor e fruto para cumprir o propósito de reprodução. Enquanto o uso adequado de doce natural fornece confiança, satisfação e felicidade, o uso excessivo pode gerar fortes demandas e apegos em nossos relacionamentos. Doce é essencial para manter tecidos saudáveis no corpo, mas em excesso cria congestionamento em nossos sistemas e leva ao aumento de peso e, em estágios posteriores, causa doenças nos órgãos. O uso excessivo de doces por um longo período de tempo, especialmente os concentrados disponíveis nas lojas, pode prejudicar as funções do pâncreas e do baço.

Como precisamos de alimentos ricos em amido para gerar novas células no corpo, a falta de doces em nossa dieta pode levar à desnutrição. A maioria dos grãos é doce em seu sabor básico e uma fonte natural de alimento rico em amido. Eles são frios em suas propriedades e aumentam o *Kapha*, mas reduzem o *Pitta* e estabilizam o *Vata*. Portanto, criei as receitas de redução de *Kapha* para meus convidados no retiro em minha aldeia na Índia com menos amido e menos ingredientes doces. Os elementos Terra e Água nos alimentos doces e amiláceos nutrem os tecidos do corpo e ajudam o processo natural de crescimento, o que é favorável para os dominantes *Pitta* e *Vata*.

Hoje em dia, uma das maiores ameaças à nossa saúde é o uso excessivo de doces. O açúcar concentrado é um ingrediente comum na maioria dos alimentos fornecidos nas lojas e, de acordo com o Ayurveda, o açúcar é considerado um veneno branco. Certifique-se de usar o sabor doce apenas de fontes naturais (não concentradas ou processadas) e de acordo com seus elementos dominantes atuais.

Ácido

É o fornecedor natural de acidez ao corpo, a forma líquida do fogo que auxilia o sistema digestivo, o que é essencial para manter a digestão e o metabolismo saudáveis. No entanto, se a quantidade de ácido no sistema ultrapassar um determinado limite, torna-se prejudicial aos órgãos, é como se o incêndio na cozinha saísse do controle.

Em nosso corpo humano, normalmente consideramos o estado ideal do nível de pH do sangue entre 7,30 a 7,45; podemos dizer um pouco acima de 7. É aqui que o ácido e o alcalino entram em equilíbrio. Se o nível de pH ficar abaixo do estado neutro de 7, significa que o nível de acidez está mais alto em nosso corpo, o que aumenta o nível de *Agni*, o elemento Fogo, e agrava a força de *Pitta*, causando danos ao sistema digestivo, principalmente no fígado e na vesícula biliar. Os sintomas físicos podem aparecer como psoríase, eczema ou enxaqueca, por exemplo, e podem levar a tumores a longo prazo. Se a acidez for alta nos sistemas do corpo, ela também pode nos afetar mentalmente; podemos sentir altos níveis de estresse e nos tornar egoístas nos relacionamentos. Por outro lado, se o nível de pH aumentar (baixa acidez) no corpo por um longo período e atingir um nível alcalino muito alto, pode levar à indigestão.

Por favor, tenha em mente que alguns itens alimentares podem ser exceções a esta moderna teoria ácido-alcalina. Por exemplo, embora o limão seja ácido em sua propriedade básica, depois de ser processado no estômago ele muda sua propriedade para alcalino. Lima, laranja não amadurecida e uva também são frutas ácidas em sua propriedade principal, mas após a digestão tornam-se alcalinas. E alguns alimentos (por exemplo, arroz branco) não têm a acidez como sua propriedade principal, mas após serem processados no estômago, tornam-se ácidos.

O Ayurveda considera as propriedades de cada alimento em termos de seu efeito no corpo em três estágios: *rasa*, *virya* e *vipaka*. Embora *rasa* seja a propriedade primária dos alimentos da natureza, percebida por nossas glândulas gustativas como doce, azeda, salgada, picante, amarga ou adstringente, *virya* é o efeito geral desse alimento no corpo (resfriamento ou aquecimento), e *vipaka* é a fase biotransformativa de *rasa*, que ocorre após a digestão do alimento no estômago. Nas receitas de comida ayurvédica, a principal preocupação é a propriedade principal (*rasa*), que é a característica do alimento até atingir o interior do estômago. É por isso que frutas ácidas são categorizadas como ácidos que auxiliam a digestão, promovendo a forma líquida de fogo no estômago. A maioria dos alimentos vegetais ayurvédicos são alcalinos nos estágios *virya* e *vipaka*, embora alguns sejam ácidos no estágio *rasa* até serem digeridos.

É bom lembrar que o efeito de um alimento no corpo também muda de acordo com as transformações naturais. Frutas ácidas, como as cítricas, alimentos fermentados e vinagre se enquadram nesta categoria. A maioria das frutas é azeda no início, torna-se doce quando amadurece e azeda novamente durante o processo de fermentação. Uvas jovens, por exemplo, são azedas, depois se transformam em uvas doces e, por meio de um processo de fermentação, transformam-se em vinho, que é ácido e doce em suas propriedades.

Embora o ácido fortaleça todas as funções dos tecidos, o uso excessivo desse sabor pode diminuir a função das glândulas reprodutivas. Esse é um dos motivos pelos quais geralmente recomendo reduzir o uso de ácido na dieta de pessoas que não têm desejo sexual. É quente em seu caráter e aumenta muito o *Pitta*. Também aumenta o *Kapha*, mas reduz a força do *Vata*.

Sal

O sal é um dos sabores essenciais para o bom funcionamento das articulações e dos intestinos. A deficiência de sal pode causar prisão de ventre e rigidez no corpo e uma atitude negativa na mente. Embora os elementos Terra e Fogo do sal funcionem como laxantes para apoiar o sistema digestivo, o uso excessivo de sal por um longo período pode prejudicar as funções dos rins e das glândulas suprarrenais. O uso excessivo de sal também pode aumentar a pressão arterial e afetar a função cardíaca. Mentalmente, esse gosto em excesso pode gerar avidez e insatisfação na vida.

Quando planejo dietas individuais para os hóspedes de minha aldeia, às vezes recomendo adicionar sal marinho iodado à comida, uma vez que o iodo é um dos minerais essenciais para a função de dois hormônios da tireoide, tiroxina (T4) e triiodotironina (T3). Mas é importante saber quanto iodo você precisa por dia, que é determinado de acordo com seu PDE e outros fatores.

A propriedade básica do sal é úmido, oleoso, pesado e quente, e pode aumentar *Pitta* e *Kapha*, mas reduz *Vata*. Embora o sal seja um auxiliar digestivo, se o usarmos em excesso pode causar náuseas e vômitos. Nos tratamentos ayurvédicos, o sal tem um papel especial, principalmente nos tratamentos de limpeza interna.

Picante

O povo do sul da Índia é conhecido por seu gosto por comida picante, e tem sido muito difícil treinar os chefs locais em meu retiro de saúde em Kerala, para preparar comida para meus convidados sem torná-la muito picante. Costumo lembrá-los de que, como acontece com o sabor ácido, a principal propriedade do picante é o fogo, que precisa ser controlado na comida. Caso contrário, a mente pode ficar perturbada com raiva e frustração e, a longo prazo, gerar emoções negativas como o ódio. Ao mesmo tempo, a ausência do sabor picante pode desacelerar a digestão e reduzir o nível de entusiasmo da mente.

Como *Agni*, o elemento Fogo, é um dos principais fatores que mantêm o sistema imunológico por meio da digestão e do metabolismo do corpo, precisamos manter a quantidade certa de especiarias em nossa dieta diária de acordo com o nível de nosso PDE (Elementos Atualmente Dominantes). Embora a falta de propriedades pungentes na dieta possa causar indigestão e movimentos intestinais lentos, o uso excessivo desse sabor pode causar sintomas como hiperacidez e refluxo ácido.

O picante aumenta *Pitta* e *Vata*, mas reduz a força de *Kapha*. Os elementos Fogo e Ar desse sabor pungente auxiliam a digestão e o metabolismo, promovendo o fogo digestivo no sistema e regulando a temperatura do corpo, liberando água como suor. O uso moderado do picante apoia a função dos sistemas linfático e digestivo.

Amargo

Nos meus primeiros anos, quando tive minhas primeiras aulas com minha avó, ela me ensinou como reconhecer as plantas medicinais pelos meus sentidos, especialmente pelo paladar. Naquela época, percebi que a maioria das plantas medicinais era amarga em seu sabor básico. O amargo tem o maior valor medicinal, seguido pelo adstringente e o picante. Na minha aldeia, usamos as folhas com as propriedades mais amargas para os tratamentos ayurvédicos, considerando as suas propriedades curativas naturais, que são a base de medicamentos para diversas doenças.

O gosto amargo tem as qualidades opostas do doce e desintoxica nosso corpo, purificando o sangue e removendo *ama* (toxinas) que se acumulou no sistema. Com suas propriedades de resfriamento e desidratação, os elementos de Ar e Éter do amargo aumentam *Vata*, mas diminuem *Pitta* e *Kapha*. Através da eliminação do excesso de gordura em nossos canais internos, o amargo promove uma melhor circulação sanguínea para as células, mantendo o máximo poder imunológico no nível micro do corpo.

A maioria dos alimentos alcalinos tem sabor amargo e adstringente. Embora o amargo tenha muitas propriedades medicinais, o uso excessivo desse sabor na comida, sem levar em consideração o elemento dominante e a estação do ano, pode desacelerar o funcionamento do coração e despertar tristeza e depressão. Esse é um dos motivos pelos quais sugiro reduzir os vegetais amargos para os clientes *Vata* dominantes, especialmente no inverno, quando o *Vata* tem um forte efeito na natureza.

Como o amargo é um desintoxicante natural, nada melhor do que acrescentar esse sabor à dieta diária de quem quer reduzir o excesso de peso e as toxinas, principalmente os dominantes *Kapha*. Eu também adiciono amargo à dieta de pacientes com ódio de si mesmo, que pode ser eliminado usando este sabor desintoxicante natural.

Adstringente

O adstringente é um medicamento anti-inflamatório para os tecidos do corpo. Para reduzir a inflamação no corpo, recomendo que você adicione o sabor adstringente à sua dieta diária (levando em consideração o seu PDE). No entanto, o uso excessivo deste medicamento anti-inflamatório natural em sua dieta pode perturbar as funções dos intestinos e do reto e gerar medo e nervosismo na mente.

A maioria dos vegetais e alimentos advindos das plantas contém propriedades medicinais, que podemos reconhecer por meio dos sabores amargos e adstringentes. Assim como o sabor amargo, as propriedades de resfriamento e secagem do adstringente diminuem *Pitta* e *Kapha*, respectivamente, mas aumentam *Vata*. As propriedades anti-inflamatórias dos elementos Terra e Ar no sabor adstringente atuam no corpo para eliminar o excesso de água, que pode causar inflamação e dor se o fluido se acumular e permanecer nos tecidos por muito tempo.

O sabor adstringente também protege o corpo da desidratação e de descargas excessivas, como sudorese intensa e sangramento, especialmente durante a menstruação ou no processo de cicatrização de feridas. Por exemplo, todas as plantas com fortes propriedades curativas adstringentes e amargas, como o Aloe Vera, podem ser usadas para curar feridas externas ou internas no corpo e prevenir infecções.

A influência dos seis sabores nas três forças

De agora em diante, veja o alimento que você ingere pela língua e sinta seus efeitos medicinais com suas papilas gustativas. Isso significa simplesmente compreender os seis sabores dos alimentos e seus efeitos na saúde, de acordo com a aplicação desses sabores em sua alimentação diária. Por exemplo, se você é um *Kapha* dominante no momento e está sofrendo de sintomas de excesso de *Kapha* em seu sistema, sabe qual dos seis sabores deve evitar e qual adicionar à sua dieta. No gráfico a seguir, você pode ver que o doce e o sal aumentam muito o *Kapha*, assim como o ácido até certo ponto. Ao mesmo tempo, o alimento amargo o reduz muito, e os sabores adstringentes e picantes também o fazem em certa medida. Isso significa que você deve evitar os sabores doce e salgado e usar o ácido apenas em um nível moderado, mas adicione o sabor amargo em uma proporção elevada e use os sabores adstringentes e picantes com frequência em sua alimentação diária. Da mesma forma, se você tiver um agravamento de *Pitta* ou *Vata* e estiver sofrendo dos sintomas correspondentes, pode seguir as recomendações da tabela para aumentar ou diminuir certos sabores. Se você tentar seguir essa teoria em sua dieta diária, verá melhorias na saúde refletidas em um sistema digestivo com melhor funcionamento e aumento do poder imunológico.

No gráfico a seguir, os símbolos menos (-), menos duplamente (- -), mais (+) e mais duplos (+ +) são usados para mostrar o quanto cada sabor afeta cada força de acordo com suas propriedades alimentares.

Os efeitos dos seis sabores sobre as três forças

Rasa (sabor)	Vata	Pitta	Kapha
Doce	–	– –	+ +
Ácido	–	+ +	+
Salgado	–	+	+ +
Picante	+	+ +	–
Amargo	+	–	– –
Adstringente	+ +	–	–
Legenda:			
–	diminui a força em um grau mínimo		
– –	diminui a força ao máximo		
+	aumenta a força em um grau mínimo		
++	aumenta a força ao máximo		

Os efeitos dos seis sabores sobre nossas funções do corpo e da mente

Nos próximos dois gráficos, vamos ver quais efeitos podemos experimentar em nosso corpo e mente devido ao excesso ou à falta de cada sabor. Esses gráficos são para uso geral, mas se você tiver quaisquer sintomas físicos ou mentais no momento, pode usar essas informações para reduzir o uso de *rasa* (sabor) que está irritando sua saúde e, em vez disso, adicionar o *rasa* que pode diminuir seus sintomas. Por exemplo, se você tiver um problema de acidez que perturbe o funcionamento do estômago ou do esôfago, tente evitar ou reduzir o uso do sabor pungente, tomando cuidado com alimentos picantes. Se você aplicar esta teoria ayurvédica à sua dieta por alguns dias ou semanas, verá melhorias no funcionamento de seus órgãos correspondentes e mudanças positivas em seu estado mental.

Enquanto o primeiro gráfico lista os efeitos do uso excessivo de cada sabor (*rasa*) em sua alimentação, o segundo gráfico lista os problemas físicos e mentais causados pela falta de cada sabor na dieta.

Se você está sofrendo de algum dos problemas listados nessas tabelas, elimine ou adicione o sabor correspondente que pode neutralizar ou melhorar seu problema de saúde. Mas lembre-se de dar pequenos passos eliminando ou adicionando *rasas* aos poucos, para não perturbar o estômago e a mente.

Os efeitos de um uso excessivo dos seis sabores em sua comida

Excesso de sabor (+ +)	Danos no corpo	Sentimentos e emoções na mente
Doce	Pâncreas e baço	Exigências e apego no amor
Ácido	Fígado e bile	Ego e ciúme
Salgado	Rins e glândulas suprarrenais	Ganância e insatisfação
Picante	Estômago e esôfago	Raiva e ódio
Amargo	Coração e veias	Tristeza e depressão
Adstringente	Intestino e reto	Nervoso e medo

Os efeitos de uma deficiência dos seis sabores em sua comida

Deficiência de sabor (− −)	Efeitos no corpo	Efeitos na mente
Doce	Desnutrição	Falta de autoconfiança
Ácido	Formação de gases	Complexo de inferioridade
Salgado	Constipação, rigidez nos músculos	Atitude negativa
Picante	Digestão lenta	Desentusiasmo
Amargo	Toxina, acúmulo de gordura, obesidade	Ódio de si mesmo, suicida
Adstringente	Dor e inflamação	Ansiedade profunda

Capítulo 9

FORTALEÇA SUA IMUNIDADE COM AS PROPRIEDADES MEDICINAIS DOS ELEMENTOS

Depois de aprender sobre os efeitos dos diferentes rasas (os diferentes sabores dos alimentos) em nosso corpo e mente, passamos agora a examinar as propriedades medicinais dos alimentos e seu papel no equilíbrio dos elementos e, assim, pacificar as forças em nosso sistema. Neste capítulo, você aprenderá mais sobre o valor terapêutico dos cinco elementos e seus poderes de cura em seu sistema, de acordo com seus Elementos Atualmente Dominantes (PDE).

Comecemos estudando as propriedades dos diferentes alimentos de acordo com seus elementos dominantes e como eles podem aumentar o nível das forças em nosso sistema. Tal como acontece com as células do nosso corpo, cada alimento, que pode ser um vegetal ou uma fruta, um grão ou uma noz, contém a nível micro as propriedades dos cinco elementos naturais: Terra, Água, Fogo, Ar e Éter. E, assim como em nosso corpo, embora todos os cinco elementos estejam presentes em todos os alimentos, cada item alimentar é dominado por certa combinação de elementos. Quando comemos um alimento, isso aumenta o nível dos elementos correspondentes e diminui o nível dos elementos opostos em nosso corpo e, portanto, a força correspondente é aumentada e a força oposta diminuída.

Quando você reconhece os alimentos por meio das características básicas de seus elementos dominantes, pode corrigir os distúrbios em seu sistema escolhendo alimentos com propriedades opostas as daqueles que são elevados em seu sistema. Por exemplo, se você tiver um agravamento na força *Vata* (causado pelo excesso dos elementos Ar e Éter), pode usar alimentos que aumentam o *Kapha* (elementos Terra e Água) como remédio para reduzir seu *Vata*, e vice-versa, caso tenha um agravamento *Kapha*. De acordo com essa teoria, o abacate é um remédio para *Vata*, porque tem propriedades básicas pesadas, gordurosas e nutritivas, o que aumenta o *Kapha*, mas reduz o *Vata*. Aqui você pode ver que a mesma fruta tem um efeito duplo: enquanto aumenta *Kapha*, ela reduz *Vata*. Aprender a utilizar as propriedades de cada alimento para os diversos males, vai fazer de você um farmacêutico ao transformar a sua cozinha na sua própria farmácia, podendo preparar o remédio diário para si mesmo e para a sua família com a essência da natureza e com a sabedoria do Ayurveda.

Um estudo detalhado das qualidades terapêuticas de cada elemento pode ajudá-lo a tratar as doenças do corpo usando as propriedades de um elemento contra o outro elemento desequilibrado. Esta é uma das maneiras mais práticas de aprender sobre os cinco elementos e as três forças da natureza e de manter a sua saúde e a de sua família. Para obter um entendimento mais profundo, primeiro podemos olhar para as características das três forças formadas pelos cinco elementos e suas semelhanças e diferenças mostradas no gráfico a seguir.

Características das três forças

Vata	Frio	Luz	Seco
Pitta	Quente	Luz	Úmido
Kapha	Frio	Pesado	Úmido

Propriedades de alimentos medicinais dos Elementos Terra e Água (*Kapha*)

Quando células velhas são destruídas pela força de *Vata*, novas células são geradas e substituídas pela força de *Kapha*, recebendo nutrição do alimento. Consequentemente, nosso corpo cresce com a força de *Kapha*, formado pelos elementos Terra e Água.

Alimentos dominados por Terra e Água têm propriedades de aterramento e resfriamento, como alimentos ricos em carboidratos e gorduras essenciais. A maioria das nozes, feijões e grãos têm essas propriedades que aumentam o *Kapha* e ajudam o corpo a gerar novos tecidos e o processo de crescimento.

O alimento que aumenta o *Kapha* é bom para pacificar as outras duas forças, como quando o excesso de calor é gerado pela força agravada de *Pitta*, ou para controlar a força de *Vata* em situações em que os elementos de Ar e Éter estão tornando o corpo muito frágil e a mente não ancorada. Mas se não controlarmos os alimentos ricos em elementos Terra e Água em nossa dieta, isso pode causar obesidade e sintomas relacionados, aumentando a massa corporal e criando uma mente embotada e deprimida. Isso significa que, embora o alimento que aumenta o *Kapha* tenha propriedades medicinais, se não regularmos o uso desse alimento em nossa dieta de acordo com nossa condição de saúde atual, ele também pode causar problemas com seus efeitos de aumento de Terra e Água.

Pessoas com sobrepeso, bem como aquelas que sofrem de doenças cardíacas, asma ou bronquite, precisam reduzir os alimentos que aumentam o *Kapha* para melhorar a função dos sistemas circulatório e respiratório.

Tenha em mente que os alimentos que são doces, pesados, oleosos e frios são agravantes para *Kapha*.

Vamos dar uma olhada nas três propriedades medicinais mais importantes dos alimentos ricos em elementos Terra e Água.

1. Lubrificante

Propriedades: oleoso, gorduroso e lubrificante
Exemplos: abacate, nozes com alto teor de gordura
Benefícios: mantém a elasticidade da pele e a lubrificação dos sistemas internos

A perspectiva do Ayurveda: com um excesso de *Vata*, o elemento Ar seca o conteúdo de óleo úmido no sistema, o que causa ressecamento extra nos tecidos do corpo. A falta de ácidos graxos também retarda a função das glândulas sebáceas e causa ressecamento da pele, cabelos e unhas, que eventualmente se tornam frágeis e apresentam sinais de envelhecimento precoce. O excesso de *Vata* também torna a pele jovem dura e enrugada na ausência de óleo na comida. Para pacificar o *Vata* agravado e evitar ressecamento e dores internas causadas pela falta de lubrificação do sistema, é essencial adicionar à dieta alimentos oleosos que aumentam o *Kapha*.

2. Resfriamento

Propriedades: calmante, saturado e frio
Exemplo: óleo de coco
Benefícios: dá solidez e tem um efeito refrescante e calmante

A perspectiva do Ayurveda: o alimento que aumenta o *Kapha* é mais essencial em situações de aumento de *Vata* e *Pitta* no nível do corpo ou *Pitta* agravado no nível da mente. A comida com os elementos Terra e Água é favorável para pessoas que sofrem de menos peso corporal, mas lembre-se de que, ao tratar *Vata* com alimentos que aumentam o *Kapha*, o alimento deve ser aquecido para neutralizar suas propriedades frias; do contrário, pode agravar *Vata* como um efeito colateral. O uso adequado dos elementos Terra e Água na alimentação pode melhorar as qualidades mentais, como paciência e estabilidade, e ajudar a reduzir o estresse.

3. Nutritivo

Propriedades: doce, pesado, aterrador e nutritivo
Exemplos: arroz, batata-doce
Benefícios: gera novas células e reduz a oxidação

A perspectiva do Ayurveda: se não nutrirmos nosso corpo em tempo hábil com alimentos ricos em elementos Terra e Água, isso levará a um rápido envelhecimento dos órgãos internos e externos. (A força *Vata* destrói as células para apoiar o processo de envelhecimento.) Por exemplo, um corpo humano geralmente perde uma média de 50 a 130 fios de cabelo por dia com a função de *Vata*, então para manter a mesma quantidade de cabelo, o sistema tem que ser alimentado com as propriedades dos elementos Terra e Água. Se o corpo mostrar sinais de alto *Vata* ou *Pitta*, ele libera mais cabelo do que o normal e, se esses problemas não forem corrigidos com alimentos que aumentam o *Kapha*, a densidade do cabelo diminuirá com o tempo. Essa é a mesma condição que ocorre com a destruição e geração de células da pele e todos os outros tecidos do corpo. A deficiência dos elementos Terra e Água no sistema também causa problemas na mente, como falta de concentração, distúrbios do sono, sentimentos infundados, ansiedade profunda e estresse. Para evitar esses sintomas em situações de hiper *Pitta* e hiper *Vata* no corpo e na mente, certifique-se de manter uma rica variedade de alimentos que aumentam o *Kapha* em sua dieta. No entanto, em um estado de *Kapha* agravado, tente evitar ou reduzir alimentos que aumentem os elementos Terra e Água, especialmente em situações onde as outras duas forças (*Pitta* e *Vata*) são muito baixas no sistema.

Propriedades de alimentos medicinais dos Elementos Fogo e Água (*Pitta*)

O alimento que aumenta o *Pitta* é úmido, leve e/ou quente em suas propriedades básicas e mantém o *Agni* (Fogo) no sistema digestivo. A maioria das especiarias se enquadra nesta categoria. O nível adequado desses auxiliares digestivos na comida pode promover um melhor metabolismo e poder imunológico.

Alimentos ricos em elementos Fogo e Água são úteis em situações de excesso de *Kapha* ou baixo *Vata*, onde a propriedade ácida do alimento apoia a digestão e equilibra os elementos que controlam as forças correspondentes. Mas se *Pitta* já estiver alto no sistema, essa dieta pode causar acidez e sintomas relacionados.

Nosso estômago é a cozinha de nosso corpo, e os ácidos e enzimas em nosso sistema digestivo agem como o fogo necessário para preparar a comida. Se o fogo subir muito na cozinha e ficar fora de controle, o que acontecerá? As chamas podem queimar toda a casa. O mesmo se aplica se o elemento Fogo em nosso corpo ultrapassar seus limites. Com o excesso de calor, nossos órgãos desenvolvem problemas. Por exemplo, no estado de agravamento de *Pitta*, o maior órgão de nosso corpo, nossa pele, pode ter eczema ou psoríase, nossos canais alimentares podem ter problemas com acidez e refluxo ácido, e muitos outros sintomas físicos e mentais podem ser causados por excesso de ácido no sistema. Então, deixe-me perguntar: se tivesse um incêndio em sua casa, você jogaria água ou gás sobre ele para apagar as chamas?

Todos nós precisamos de um nível equilibrado do elemento Fogo em nosso sistema para manter uma boa saúde e imunidade por meio de uma digestão e metabolismo adequados. Tendo isso em mente, precisamos usar a quantidade certa de alimentos que aumentam *Pitta* em nossa dieta, de acordo com nosso estado de saúde atual. Quando temos uma digestão lenta na ausência de fogo suficiente no sistema, precisamos adicionar alimentos que aumentam o *Pitta*, e quando sofremos de hiperacidez em nosso sistema digestivo e seus efeitos negativos em nosso corpo e mente, precisamos reduzir ou até mesmo eliminar os alimentos que têm potencial para aumentar a força de *Pitta*.

Vamos dar uma olhada nas três propriedades medicinais mais importantes dos alimentos ricos nos elementos Fogo e Água.

1. Digestivo

Propriedades: quente e ácido
Exemplos: pimenta, gengibre, limão
Benefícios: suporta a digestão

A perspectiva do Ayurveda: os alimentos que aumentam o *Pitta* são quentes e ácidos em suas propriedades básicas. Como o fogo na cozinha, as propriedades *Pitta* se manifestam como ácidos e enzimas digestivas na língua e no estômago, pâncreas, fígado e intestino delgado para apoiar a digestão. Em uma atmosfera fria, os dominantes *Vata* e

Kapha são recomendados para manter uma dieta rica em Fogo e Água para neutralizar a baixa temperatura. No entanto, em uma atmosfera quente, os dominantes de *Pitta* precisam tomar cuidado extra para evitar alimentos que o aumentem, podendo irritar o *Agni* no sangue e se manifestar como vários distúrbios de pele. Portanto, é essencial levar em consideração o clima e as estações do ano ao planejar sua dieta. Pessoas com problemas de digestão, como constipação ou diarreia, precisam evitar alimentos e bebidas que aumentem o *Pitta*, pois eles podem piorar essas condições. Os dominantes *Pitta* geralmente sofrem de hiperacidez no estômago e desidratação no cólon, resultado do excesso de calor e de ácidos no sistema digestivo. Se essa situação persistir por muito tempo, pode causar úlceras estomacais e hemorroidas. Ao mesmo tempo, os dominantes *Kapha* tendem a ter uma digestão lenta (*manda Agni*), que precisa ser corrigida com alimentos dominados pelos elementos Água e Fogo.

2. Antibacteriano

Propriedades: ácido, úmido e ácido
Exemplos: frutas cítricas e uvas
Benefício: protege a pele de infecções bacterianas

A perspectiva do Ayurveda: a qualidade da pele muda de acordo com os elementos dominantes. Por exemplo, a desidratação pode ser alta em um corpo dominado por Ar e Éter, mas menos em um sistema dominado por Terra e Água. Essa é uma das principais razões pelas quais o Ayurveda recomenda que os dominantes de *Vata* consumam alimentos que aumentam *Kapha* e *Pitta* para manter a elasticidade da pele. Muitos produtos naturais para a pele contêm especiarias e frutas com qualidades antibacterianas. Com a ajuda de *Pitta*, as glândulas sebáceas do corpo produzem sebo, que protege a pele de infecções externas. O sebo contém ácidos e óleo. Enquanto a propriedade ácida protege a pele de infecções bacterianas, o óleo mantém a sua elasticidade. Em nossa vida moderna, o uso de xampus e sabonetes químicos muitas vezes remove a umidade natural do sebo, causando ressecamento extra e rápido envelhecimento da pele.

3. Auxílio Cardíaco
Propriedades: picante, adelgaçante e leve
Exemplos: pimentão, pimenta-do-reino, cebola crua
Benefícios: diminui o colesterol e melhora a saúde cardíaca

A perspectiva do Ayurveda: alimentos que aumentam *Pitta* e *Vata* são recomendados para dominantes *Kapha* devido as suas qualidades de luz e desbaste. Isso ajuda as pessoas com domínio *Kapha* a derreter as moléculas de gordura na corrente sanguínea e regular a pressão alta e o colesterol, o que aumenta a saúde e a longevidade do sistema circulatório. No entanto, o uso excessivo de alimentos agravantes de *Pitta* (especialmente para um *Pitta* dominante) aumentará o nível de acidez no sangue. Devido ao excesso de calor, o sangue torna-se mais fino e a pressão arterial frequentemente cai para os níveis mais baixos, reduzindo o poder das células imunológicas no sangue. Esse é um dos motivos pelos quais os dominantes *Pitta* costumam estar sujeitos à infecção em comparação com os outros dois dominantes.

Propriedades de alimentos medicinais dos Elementos Ar e Éter (*Vata*)

A força de *Vata* compartilha uma propriedade física com *Pitta* (luz) e outra com *Kapha* (frio). Portanto, quando usamos alimentos com propriedades de Ar e Éter para pacificar *Pitta* ou *Kapha* agravado, nosso foco deve estar nas propriedades que são opostas às da força perturbada.

Alimentos com propriedades dos elementos Ar e Éter são amargos e adstringentes em seu sabor básico. Enquanto o sabor amargo é um desintoxicante, o adstringente atua como um agente anti-inflamatório no corpo. O alimento que aumenta o *Vata* é seco, leve e frio em suas qualidades físicas. Enquanto as duas primeiras qualidades pacificam *Kapha*, a primeira e a terceira pacificam *Pitta*.

Para praticar o Ayurveda na vida, é essencial conhecer as propriedades de cada tipo de alimento para tratar ou prevenir os sintomas. A lógica por trás disso é que, se uma força está desequilibrada, use a força (ou forças) oposta a ela e deixe que essas propriedades a neutralizem.

O uso de alimentos anti-inflamatórios e desintoxicantes com propriedades de Ar e Éter (com a consciência de seus Elementos Atualmente Dominantes) funciona como um medicamento para eliminar a inflamação e as toxinas do corpo.

Nossos sistemas corporais requerem a limpeza oportuna de *ama* (toxinas) do ar, da água e dos alimentos que consumimos em nossa vida cotidiana. A maioria das plantas e vegetais tem o poder de absorver a inflamação dos músculos e tecidos das articulações e de limpar o conteúdo tóxico dos canais.

Vamos dar uma olhada nas três propriedades medicinais mais importantes dos alimentos ricos em elementos do Ar e do Éter.

1. Anti-inflamatório

Propriedades: amargo, seco e desintoxicante
Exemplos: feno-grego, folhas de nim
Benefício: reduz a inflamação no corpo

A perspectiva do Ayurveda: em casos de excesso de fluidos e acúmulo de toxinas nos tecidos do corpo é necessário seguir o hábito da comida seca para reduzi-los. Os alimentos de propriedade seca têm sabor amargo e atuam como desintoxicantes devido às suas qualidades naturais. Ajuda o corpo a se livrar do excesso de água e a eliminar as toxinas dos canais. Para um dominante *Kapha*, é bom começar o dia com alimentos ricos em elementos de Ar e Éter para desintoxicar o sistema e eliminar o excesso de fluidos que se acumularam no nível celular. Um sistema livre de toxinas proporciona ótima circulação do sangue e um bom funcionamento do sistema de drenagem linfática.

2. Redução de peso

Propriedades: adstringente, leve e anti-inflamatório
Exemplos: folhas de chá, maçã crua, romã
Benefícios: reduz o conteúdo de água e gordura nos tecidos

A perspectiva do Ayurveda: uma parte importante do nosso corpo é a água, que protege nossos órgãos da desidratação e da oxidação. Mas um excesso de água e gordura pode criar muco (*Kapham*) e congestão no sistema e peso geral no corpo. Comparado com as outras duas forças, *Kapha* mantém o nível mais alto de água e armazena a maior quantidade de gordura no corpo, o que dá à pele hidratação extra e efeitos antienvelhecimento. Mas a longo prazo, o excesso de água pode criar problemas de saúde, especialmente nos pulmões e na garganta. Os efeitos anti-inflamatórios de alimentos e bebidas ricos em elementos Ar e Éter podem reduzir o teor de água e gordura nos tecidos, o que ajuda a diminuir a massa corporal. O Ayurveda recomenda alimentos leves para reduzir o excesso de peso corporal, especialmente em situações em que a gordura acumulada está ameaçando as funções cardíacas ou o peso do corpo está causando problemas ósseos.

3. Cura

Propriedades: amargo, adstringente e refrescante
Exemplo: Aloe vera
Benefício: cura problemas de pele como eczema e psoríase

A perspectiva do Ayurveda: por séculos o Ayurveda tratou os sintomas do hiper *Pitta* com as propriedades curativas dos elementos do Ar e do Éter. Por exemplo, problemas de pele como psoríase e eczema podem ser tratados com o conteúdo medicinal de Aloe vera, usando a polpa desta planta curativa externamente na área infectada e internamente bebendo seu suco. Beber suco de Aloe vera com o estômago vazio pela manhã também pode curar sintomas como úlceras ou hiperacidez no esôfago, estômago e intestinos, quando a estrutura alimentar e o estilo de vida corretos são mantidos de acordo com os Elementos Atualmente Dominantes.

Capítulo 10

DIRETRIZES DE ALIMENTOS PARA SUA FORÇA DOMINANTE

De acordo com o Ayurveda, não apenas o que comemos, mas também quando comemos e quanto comemos, importa em nossa busca para alcançar a saúde perfeita. É por isso que, neste capítulo, reuni as diretrizes mais importantes a serem seguidas de acordo com a força que você deseja estabilizar no momento. Por exemplo, se sua força dominante for Kapha, você seguiria as diretrizes para controlar os elementos Terra e Água, e assim por diante.

Embora os lanches estejam incluídos na dieta diária nas recomendações a seguir para todas as três forças, eles devem ser consumidos de acordo com a função de seu sistema digestivo atual. Por exemplo, se você está com má digestão no momento, pode pular os lanches entre o café da manhã e o almoço e entre o almoço e o jantar para dar ao seu estômago tempo suficiente para digerir as grandes refeições. Se você tem uma boa digestão no momento, os lanches recomendados irão acender o *Agni* (o fogo digestivo) e ajudar a manter o seu metabolismo, promovendo uma boa saúde e imunidade.

Diretrizes alimentares pacificadoras de *Kapha*

Não há melhor cuidado de saúde para *Kapha* do que disciplina na dieta. Para manter a imunidade e a saúde máximas, os dominantes *Kapha* precisam acordar cedo, por volta das 6 horas, e beber um copo de água morna misturada com gengibre ou ervas de limpeza. Essa prática reduz o excesso de mucosa que geralmente se acumula na parte posterior da língua e dentro das paredes do esôfago em um corpo dominado por *Kapha*. Por volta das 8 horas, após uma caminhada matinal ou exercício físico, beba uma xícara de chá preto puro (sem açúcar ou leite) como ajuda para eliminar o inchaço do corpo, uma vez que as folhas do chá têm propriedades anti-inflamatórias que podem absorver o excesso de água nos tecidos.

Assim como uma esponja absorve água, um corpo dominado por *Kapha* retém mais líquido nos tecidos do que os outros dois dominantes e, se não o espremermos a tempo com a ajuda de exercícios adequados e alimentos e bebidas anti-inflamatórios, pode causar problemas de saúde a longo prazo.

Uma das práticas mais desafiadoras para dominantes *Kapha* é evitar comer antes das 10 horas, considerando que o período entre 4 e 10 horas é o período de maior influência *Kapha* na natureza. Se você for um *Kapha* dominante, tudo o que comer nessas primeiras horas do dia pode criar mais *ama* (toxinas), que se acumulam no corpo e aumenta a massa corporal e diminui o poder imunológico. Se você está se esforçando para perder o excesso de peso e melhorar sua imunidade, pode esperar para tomar o café da manhã até as 10 horas (somente se for um *Kapha* dominante) e beber água morna ou chá durante essas horas para dissolver a fome.

Cada vez que você estiver na frente de sua comida, lembre-se de que está comendo para viver, não vivendo para comer. Essa mentalidade faz toda a diferença em seus hábitos alimentares e o encoraja, como um dominante *Kapha*, a tomar um café da manhã e um jantar leves, fazendo do almoço sua refeição principal do dia. Independentemente da estação do ano, contanto que *Kapha* seja o seu PDE, certifique-se de não comer antes das 10 horas ou após às 18 horas. Se sentir muita fome fora do horário recomendado, sugiro que coma um pedaço de fruta, como uma maçã, ou beba um chá de ervas ou água morna.

Para obter uma imagem clara das características dos tipos de alimentos que podem reduzir *Kapha*, lembre-se de que alimentos com gosto amargo, adstringente ou picante são a melhor opção. Ao mesmo tempo, alimentos pesados, frios ou oleosos em seu caráter e alimentos com sabor doce, salgado ou ácido não são bons para os dominantes *Kapha* e devem ser evitados, pois podem agravar a sua força, causando um desequilíbrio nos elementos Terra e Água. Percebi que alimentos vegetais cozidos com os temperos certos funcionam bem com o metabolismo *Kapha*, uma vez que a maioria dos vegetais tem propriedades amargas e adstringentes e os temperos são picantes. Portanto, para um dominante *Kapha*, não há nada melhor para manter a vitalidade do que uma refeição à base de plantas preparada com a quantidade certa de especiarias.

Entre meus clientes *Kapha* dominantes, notei que aqueles que reduzem a quantidade de sua ingestão de alimentos e aumentam a qualidade de sua dieta mantendo um diário alimentar e seguindo um horário regular para comer e beber obtêm os melhores resultados de sua terapia alimentar, junto com as disciplinas de beber menos, evitar beber enquanto se alimenta e ficar longe de bebidas frias. Vamos dar uma olhada em um plano de dieta saudável para um *Kapha* dominante da perspectiva do Ayurveda.

Café da manhã

Horário: 10h

Quantidade/Qualidade: pequeno e leve

Recomendações: alimentos leves e secos

Exemplo: pão de centeio duro com uma fina camada de pasta de ervas com verduras ou brotos, ou um suco verde.

Nota: manhã (das 4 às 10 horas) é o período mais *Kapha-tempo* agravante, e os dominantes *Kapha* precisam se abster de fazer qualquer coisa que possa aumentar a sua força. Uma das melhores disciplinas para equilibrar *Kapha* é acordar cedo e comer o mais tarde possível pela manhã, ou pelo menos tentar evitar tomar café da manhã nas primeiras horas do *Kapha* (4 às 8 horas) e evitar dormir depois das 7 horas.

Lembre-se: se você tem excesso de peso e planeja reduzir sua massa corporal, pode pular o café da manhã e almoçar como primeira refeição.

Almoço

Horário: por volta das 12h

Quantidade/Qualidade: leve e quente

Recomendações: alimentos ricos em proteínas com baixos níveis de carboidratos e tão isentos de gordura quanto possível.

Exemplo: quinoa com curry de vegetais ou feijão preparado com especiarias.

Nota: para manter a força *Kapha* sob controle, o almoço deve ser a única grande refeição do dia.

Lembre-se: pare de tomar líquidos pelo menos meia hora antes da refeição. Isso apoia o *Agni* que precisamos para digerir os alimentos adequadamente. Os dominantes *Kapha* têm tendência a uma digestão lenta e, por esta razão, devem evitar bebidas trinta minutos antes, durante a refeição e só voltar a ingerir líquidos duas horas depois.

Pausa para o chá

Horário: 15h

Quantidade/Qualidade: pequeno e leve

Recomendações: procure focar no chá e coma biscoitos apenas se realmente precisar.

Exemplo: biscoitos sem açúcar ou gordura, com uma xícara de chá de ervas balanceadas de *Kapha*, como cravo-da-índia ou anis-estrelado ou chá de canela. (Para preparar este chá balanceador de *Kapha*, ferva uma dessas especiarias em água por cinco minutos em fogo baixo.) Uma maçã ou romãs também são um bom lanche de *Kapha*.

Nota: se for fazer a mala do lanche, leve apenas um ou dois biscoitos e evite levar o pacote completo.

Lembre-se: além da pausa para o chá, não coma nada entre o almoço e o jantar, pois seu estômago precisa de tempo suficiente para digerir a refeição que você comeu no almoço.

Jantar

Horário: entre 17h e 18h

Quantidade/Qualidade: pequeno

Recomendações: certifique-se de que seu jantar esteja quente e não faça você se sentir pesado.

Exemplo: sopa, como de espinafre ou de beterraba com gengibre.

Nota: jantar cedo é uma das rotinas mais saudáveis para dominantes *Kapha*. Para esse tipo de sistema digestivo, a melhor hora para jantar é antes ou às 18h. Comer tarde da noite cria *ama* (toxinas) no sistema e leva a problemas como fadiga e obesidade.

Lembre-se: evite comer depois do jantar. Se sentir fome ou sede, coma uma maçã ou beba um chá de ervas antes de dormir.

Correlação alimentar e mental para dominantes Kapha

Os dominantes *Kapha* precisam se lembrar de não ver a comida como uma forma de preencher os espaços vazios em sua mente. Pela minha experiência com clientes dominados por *Kapha*, tenho visto que eles tendem, durante vários períodos de suas vidas, a ter um apego emocional à comida, o que é um dos hábitos perigosos para esse tipo, já que podem facilmente se apaixonar por alimentos, especialmente os não saudáveis, o mesmo vale para as bebidas. Embora o doce seja um agravante *Kapha*, muitas vezes eles são apanhados pelo vício desse sabor, o que torna mais difícil voltarem a hábitos saudáveis. Devido a esses hábitos alimentares descontrolados, uma vez que ficam acima do peso, podem desenvolver uma atitude de autopiedade e encontrar desculpas para se regalar com mais alimentos errados e acabar em um estado de depressão e miséria em sua vida.

Se você for um *Kapha* dominante, evite comer quando estiver triste ou deprimido, pois isso não só cria peso no corpo, mas também causa dificuldades no funcionamento normal da mente, como memória ruim e falta de clareza e nitidez na função cerebral. Isso pode se manifestar como fala extremamente lenta ou dificuldade em tomar decisões e agir de acordo com elas. Para combater esses problemas de saúde, minha recomendação para todos os dominantes *Kapha* é comer uma dieta leve e disciplinada e ver os alimentos apenas como combustível para o corpo, não uma forma de preencher sua mente.

Recomendações alimentares para dominantes Kapha

Use a tabela de alimentos no capítulo 11 para saber quais itens alimentares reduzem ou aumentam *Kapha*. Se o seu *prakruti* for *Kapha*, seu foco deve ser adicionar os itens da lista "Favor de Kapha" à sua dieta e reduzir gradualmente os itens da lista "Kapha Evitar/Reduzir". Se você tiver um *Kapha vikruti* no momento, evite rigorosamente os itens da lista "Kapha Evitar/Reduzir" e use apenas os itens da lista "Favor de Kapha".

Diretrizes alimentares pacificadoras de *Pitta*

Considerando a força do *Agni* (Fogo), se os dominantes *Pitta* estão comendo regularmente, nos horários corretos e em porções suficientes, então seu sistema digestivo intenso e eficiente é um presente; mas se não, pode ser uma maldição. Como aprendemos antes, os dominantes *Pitta* têm uma digestão e um metabolismo poderosos e precisam comer regularmente para um bom funcionamento do sistema digestivo. Se você, como um *Pitta* dominante, não se alimentar na hora certa, corre o risco de experimentar os sintomas de um desequilíbrio de Fogo e Água, que começa com hiperacidez ou uma sensação de bolhas no estômago. Se seu corpo é dominado pela força de *Pitta*, beba um copo d'água ao acordar e tome o café da manhã o mais tardar às 8h, além de um lanche da manhã por volta das 10h como complemento entre o café da manhã e o almoço.

Os dominantes *Pitta* são sensíveis e frequentemente reagem de maneira exagerada a muitos fatores internos e externos, mas percebi que suas principais lutas são o excesso de calor e a fome. Por meio do planejamento alimentar correto, os dominantes *Pitta* podem regular o sistema de aquecimento de seu corpo, bem como seu apetite, com alimentos e bebidas de propriedade refrescante. Durante o dia, beba bastante água pura para regular o calor interno e hidratar o organismo. Embora eu recomende que você beba o suficiente, tenha em mente que isso não significa beber qualquer bebida, como aquelas com cafeína ou refrigerantes com sabor artificial, que só vão desidratar você e aumentar sua sede e calor em vez de acalmar seu sistema.

Aprendi com clientes *Pitta* dominante que, ocasionalmente, ou mesmo por períodos mais longos de suas vida ativa, eles se esquecem de comer de acordo com os sinais de seu estômago e acabam sempre pagando com distúrbios de saúde mais tarde. Dominantes *Pitta* que negligenciam as dores após a alimentação correm o risco de transformar sua acidez em úlceras e tumores a longo prazo, causando imensa dor e desconforto no estômago. Sempre respeite os horários das refeições e não deixe nada atrasar seus horários regulares de alimentação por qualquer motivo. Não vale a pena convidar problemas para entrar em seu corpo, comprometendo os momentos mais agradáveis de sua vida – suas refeições – para depois tentar consertar seus problemas com pílulas e cirurgias.

Ao acordar de manhã, além de seu planejamento usual do que fazer naquele dia, faça um rápido planejamento em sua mente sobre o seu remédio natural para o dia: a sua alimentação. Por exemplo, se você vai sair por algumas horas, certifique-se de ter alguma ideia de onde vai fazer suas refeições durante o dia. Leve algumas frutas ou lanches naturais com você como uma solução de emergência. Cada vez que sentir seu estômago embrulhar com a chamada da fome, faça um lanche ou, se for sua hora de refeição habitual, faça uma pausa de suas atividades atuais e mantenha sua refeição na hora certa.

Para ter uma ideia geral das características dos alimentos que podem pacificar *Pitta*, consulte a lista de alimentos na seção "Favor de *Pitta*" da tabela no capítulo 11, que têm gosto doce, amargo e adstringente. Mas não fique muito feliz com a minha recomendação de adicionar "doce" à sua comida; quando digo doce, refiro-me a alimentos naturais com essa propriedade, como grãos e frutas, e não doces processados como chocolate ou sorvete, feitos com a forma concentrada de açúcar refinado. O Ayurveda considera o açúcar um veneno branco, e seu uso pode colocar em risco a saúde de seus órgãos internos. Portanto, certifique-se de escolher seus doces com sabedoria. Além disso, evite ou reduza o uso de alimentos salgados, ácidos e condimentados em sua dieta diária, que podem agravar *Pitta* e manisfestar como sintomas no corpo.

Estudando a saúde de meus clientes dominados por *Pitta*, posso dizer que, embora sejam sensíveis a muitos fatores externos e propensos a resfriados e gripes, se estiverem cuidando bem de sua saúde com as listas de alimentos recomendados do Ayurveda, eles podem manter uma boa saúde em qualquer clima e em qualquer idade de sua vida. Vamos dar uma olhada em um plano de alimentação saudável para um *Pitta* dominante através da janela do Ayurveda.

Café da manhã

Horário: por volta das 7h

Quantidade/qualidade: saudável

Recomendações: grãos, vegetais frescos, sementes, frutas secas

Exemplo: pão escuro com salada, couve e homus (sem alho), mingau ou café da manhã do fazendeiro[2].

Nota: os dominantes Pitta precisam de um café da manhã de qualidade devido ao alto fogo digestivo (*Agni*) em seu sistema.

Lembre-se: ao tomar o café da manhã, certifique-se de sentar e dar tempo suficiente para saborear sua comida.

Lanche

Horário: por volta das 10h

Quantidade/Qualidade: doce

Recomendações: frutas, sementes ou frutas secas (de preferência tâmaras)

Exemplo: um *smoothie* fresco feito de frutas, ou frutas secas e sementes, ou biscoitos feitos com ingredientes saudáveis.

Nota: os dominantes *Pitta* podem sofrer de pressão arterial baixa devido à natureza quente de seu sistema. Um lanche adequado pode ajudar a regular isso.

Lembre-se: faça um lanche se for sair.

---

2. Café da manhã do fazendeiro (*Farmer's Breakfast*) é uma omelete de origem alemã, feita com ovos, bacon, batata, queijo e cebola.

Almoço

Horário: por volta das 12h

Quantidade/Qualidade: grande e rico (maior refeição do dia)

Recomendações: carboidratos preparados em menos óleo e com especiarias mínimas

Exemplo: amaranto, arroz basmati ou cuscuz com vegetais cozidos no vapor ou menos fritos. Alguns grãos recomendados podem ser adicionados em pequenas quantidades.

Nota: encontre tempo suficiente para o seu almoço. Antes de comer, sente-se por pelo menos sete segundos em silêncio e respire suavemente três vezes. Esta ação vai lhe dar tempo para despertar os seus sentidos e redirecionar o seu foco para a comida, isso vai lhe ajudar a apreciá-la ao máximo. Esqueça tudo o mais ao seu redor quando começar a comer. Por meio dessas práticas, você está atualizando e transformando sua hora das refeições em meditação, que é uma das práticas diárias que sugiro para o desenvolvimento da sua mente e para viver mais o momento.

Lembre-se: evite alimentos rápidos e processados. Cada vez que você comer um almoço fácil e rápido, lembre-se de que está perdendo a oportunidade de nutrir seu corpo com a verdadeira essência que a natureza pode nos fornecer.

Pausa para o chá

Horário: por volta das 15h

Quantidade/Qualidade: resfriamento, aterramento

Recomendações: chá de ervas, grãos, frutas, vegetais

Exemplo: chá feito de ervas ou especiarias que equilibram *Pitta*; *Pitta-saudável* equilibrando pão com uma pasta feita de ingredientes à base de plantas.

Nota: o pão de batata ou batata-doce, bem como o pão feito com sementes e coco, é um equilíbrio de *Pitta*.

Lembre-se: evite chás picantes.

Jantar

Horário: por volta das 18h

Quantidade/Qualidade: segunda maior refeição do dia

Recomendações: vegetais, grãos, feijão

Exemplo: curry de batata ou ensopado de vegetais, ou um korma de vegetais

Nota: um curry suave à base de coco é o prato perfeito para estabilizar o *Pitta*.

Lembre-se: em um prato de equilíbrio de *Pitta*, temperos suaves e ervas podem ser adicionados, como açafrão, endro ou hortelã.

Correlação alimentar e mental para dominantes Pitta.

Para saborear a sua comida mesmo depois de comer e para torná-la o seu remédio natural, prepare a sua refeição com ingredientes que vêm diretamente da natureza e procure sempre comer num ambiente tranquilo. Lembre-se de que a comida não é apenas algo para encher o estômago, mas também para encher o corpo e a mente de nutrição e satisfação. É por isso que sugiro que você não coma quando estiver com raiva ou irritado. Nessas situações, tente sentar-se com os olhos fechados e respire fundo algumas vezes, lentamente, até que sua mente esteja calma e pronta para saborear a comida com foco total.

Se você for um *Pitta* dominante, evite alimentos não vegetarianos, pois eles contêm *guna rajásica* (fogo em excesso), que pode despertar emoções negativas em sua mente. Considerando o fato de que os alimentos são nossa fonte de energia vital, e as fontes mais saudáveis são aquelas que recebemos diretamente da natureza, todas as fontes indiretas que ingerimos através das carcaças de animais levam a altos níveis de *ama* (toxinas) em nosso sistema, e pode causar vários tipos de doenças fatais a longo prazo. De agora em diante, vamos fazer uma promessa a nós mesmos de não transformar nosso prato de comida em um local funerário para animais mortos.

Recomendações alimentares para dominantes Pitta

Use a tabela de alimentos no capítulo 11 para saber quais itens alimentares reduzem ou aumentam *Pitta*. Se o seu *prakruti* for *Pitta*, seu foco deve ser adicionar os itens da lista "Pitta Favor" à sua dieta e reduzir os itens da lista "Pitta Evitar/Reduzir". Se você tem um *Pitta vikruti* no momento, evite estritamente os itens da lista "Pitta Evitar/ Reduzir" e use apenas os itens da lista "Pitta Favor".

Diretrizes alimentares pacificadoras de *Vata*

Para um *Vata* dominante, o maior desafio quando se trata de comida é a disciplina. Como sabemos, nossa comida não aparecerá magicamente do nada e pousará em nosso prato quando quisermos comer. Precisamos planejar e nos preparar antes de fazermos nossas refeições, e uma vez que os dominantes *Vata* são péssimos planejadores em geral, muitas vezes torna-se difícil para eles se tratarem com os alimentos certos para seus elementos dominantes. Por esse motivo, vou fornecer aqui alguns passos que são mais fáceis de seguir, mesmo para uma pessoa que normalmente não segue nenhum tipo de disciplina.

Comece a manhã com um copo de água morna. Entre os goles de água, coloque o copo quente sobre o peito e o estômago e mova-o da esquerda para a direita para se aquecer. Melhore o seu café da manhã adicionando ingredientes que auxiliam a digestão, como iogurte vegetal, uvas ou frutas ácidas. O aparelho digestivo *Vata* tem uma função irregular, e isso vai gerar fome nas próximas horas.

Os dominantes de *Vata* costumam ter dores nas articulações e coceiras devido à falta de lubrificação nas articulações e secura extra na pele. Esse problema pode ser resolvido com uma dieta baseada em alimentos com características oleosas e hidratantes. Por exemplo, se você está sofrendo de secura extra na pele, nos olhos (esclera), na boca, nas paredes internas das narinas ou nas cavidades anais, ou está sentindo dores nas articulações, pode adicionar alimentos oleosos à sua dieta. Por exemplo, adicione abacate à sua dieta e trate seus problemas de saúde com o apoio da Mãe Natureza.

A alimentação e o estilo de vida são fatores muito importantes para equilibrar as forças e, uma vez que uma boa noite de sono é essencial para o funcionamento do sistema digestivo dos dominantes *Vata*, considerando sua sensibilidade ao sono, eles precisam ter um cuidado especial nessas três áreas para manter melhor saúde e imunidade. Partindo do princípio de que tudo está interligado, comida e sono podem se complementar. Portanto, comer um jantar básico, como uma sopa quente com a quantidade certa de especiarias, pode ajudar os elementos do Ar e do Éter a permanecerem equilibrados no sistema e promover uma boa digestão e um sono profundo durante a noite.

A melhor coisa sobre ser um *Vata* dominante é que, em comparação com os outros dois dominantes, você pode comer a maioria dos alimentos da natureza se souber como manter seu *Agni*, o fogo digestivo, em seu sistema. Como *Vata* dominante, se sua digestão não for poderosa o suficiente no momento, você pode comer pequenas porções de comida misturada com especiarias que ajudam na digestão. E depois de recuperar o fogo digestivo pode mantê-lo comendo a mesma quantidade de comida no mesmo horário todos os dias. Embora essa possa ser uma disciplina difícil para dominantes de *Vata*, de acordo com minha experiência com meus clientes, aqueles que seguem as recomendações do Ayurveda com a disciplina adequada obtêm os melhores resultados não apenas em sua digestão e metabolismo, mas também na qualidade de seu sono.

Para obter uma imagem clara em sua mente de uma alimentação balanceadora de *Vata*, pense nos alimentos que têm gosto doce, salgado e ácido, depois encontre esses itens em fontes naturais e implemente-os em sua dieta. Ao mesmo tempo, evite alimentos com sabor adstringente e reduza o uso de sabores picantes e amargos. Como a maioria dos vegetais tem gosto amargo e adstringente, e os temperos são naturalmente picantes, posso entender como você se sentirá ao ler estas palavras se for um *Vata* dominante e um amante de vegetais. Bem, como minha avó costumava me lembrar, sempre há uma solução para todos os problemas, neste caso, isso é absolutamente verdadeiro. Embora a maioria dos vegetais tenha propriedades de aumento de *Vata* em seu estado natural, quando você os cozinha adequadamente e os mistura com os temperos certos, suas propriedades naturais se dissolvem e não serão prejudiciais, como seria o caso se forem consumidos em sua forma crua. Portanto, tente encontrar boas receitas para preparar seus vegetais. Se você quiser dar uma olhada em alguns pratos da minha aldeia, pode encontrá-los no meu site.

Embora todas as dominações tenham vantagens em algumas áreas e desvantagens em outras, os dominantes *Vata* são os mais afortunados quando se trata de comida, já que eles têm muito mais liberdade do que os outros dois dominantes para escolher suas refeições. A única coisa que eles precisam ter certeza é de acender constantemente seu fogo digestivo mínimo com os temperos certos para manter a digestão e o poder imunológico.

Café da manhã

Horário: por volta das 8h às 8h30min

Quantidade/Qualidade: quente e de aterramento

Recomendações: grãos cozidos, especiarias, frutas

Exemplo: café da manhã do fazendeiro ou mingau de aveia com especiarias e banana ou maçãs cozidas

Nota: os dominantes *Vata* precisam de alimentos com propriedades quentes e nutritivas logo no início do dia para se sentirem ancorados.

Lembre-se: fique longe de *smoothies* e sucos frios pela manhã.

Lanche

Horário: por volta das 10h às 10h30min

Quantidade/Qualidade: quente com especiarias

Recomendações: chá de ervas de especiarias

Exemplo: chá feito de especiarias balanceadoras de Vata, com um lanche, como gengibre macio ou biscoitos de gergelim

Nota: se a temperatura externa estiver amena, você pode trocar o lanche da manhã por uma das sugestões para o lanche da tarde.

Lembre-se: use a disciplina e planeje com antecedência para ter sempre um lanche à mão na hora certa.

Almoço

Horário: por volta das 12h30min

Quantidade/Qualidade: quente e nutritivo

Recomendações: carboidratos e combinações ricas em proteínas cozidas em óleo e especiarias suficientes

Exemplo: vegetais cozidos no vapor, como cenoura, batata-doce ou inhame, além de combinações de grãos, como arroz cozido com pedaços de amêndoas ou feijão preparado com temperos quentes.

Nota: de acordo com a cultura e o clima, os métodos de preparação e os sabores dos alimentos podem variar de país para país.

Lembre-se: concentre-se na comida ao prepará-la e comê-la. Mastigue bem os alimentos e preste atenção à respiração enquanto come.

Pausa para o chá

Horário: por volta das 15h30min

Quantidade/Qualidade: doce

Recomendação: frutas em temperatura ambiente

Exemplo: fruta balanceadora de *Vata*, como manga, laranja, uva ou mamão em temperatura ambiente, como suco ou na forma crua.

Nota: seja criativo com sua fruta: corte-a em formas interessantes, faça um espeto de frutas, etc.

Lembre-se: não coma frutas congeladas ou frutas direto da geladeira.

Jantar

Horário: por volta das 18h30min

Quantidade/Qualidade: quente e de aterramento

Recomendações: grãos e vegetais cozidos

Exemplo: cuscuz e vegetais cozidos com molho e especiarias

Nota: todos os feijões pretos aumentam muito o *Vata* e devem ser evitados no jantar. Feijão mungo ou lentilhas vermelhas podem ser consumidos como sopa se preparados com especiarias suficientes e cebolas cozidas.

Lembre-se: você pode fazer suas próprias combinações, mas procure não combinar dois alimentos pesados – por exemplo, grãos e feijão ou alimentos de erva-moura e feijão – que podem causar indigestão no estômago para dominantes *Vata*, especialmente à noite.

Correlação alimentar e mental para dominantes de Vata

Considerando que a comida é o combustível do corpo e que salva vidas, se você for um *Vata* dominante, tome cuidado extra em todas as áreas de sua dieta, desde fazer compras, cozinhar e comer. Evite comer quando se sentir ansioso, preocupado ou estressado, pois o corpo estará focado na liberação de adrenalina e outros hormônios relacionados ao estresse, como o cortisol, e seu sistema digestivo não funcionará de maneira ideal. Como resultado, o alimento não digerido irá gerar *ama* (toxinas) no sistema e obstruir as funções naturais de suas células imunológicas.

Em tais situações de inquietação mental, tente se sentar com os olhos fechados e fazer uma prece silenciosa diante da comida, contemplando seus pensamentos sobre o alimento que está prestes a celebrar. Agradeça silenciosamente ao fazendeiro que cultivou seu alimento e à Mãe Natureza, que alimentou as plantações com a chuva, secou com o sol e as penteou com o vento. Seja criativo e olhe para a sua comida com olhos amorosos. Seja paciente com cada molécula de alimento que colocar dentro de sua boca e mastigue-a várias vezes, sentindo a alegria de derreter as essências curativas da natureza em suas papilas gustativas enquanto faz amor com os sabores na cama de sua língua, sentindo satisfação e alegria a cada mordida de sua comida.

Recomendações alimentares para dominantes Vata

Use a tabela de alimentos no capítulo 11 para saber quais itens alimentares reduzem ou aumentam *Vata*. Se o seu *prakruti* for *Vata*, seu foco deve ser adicionar os itens da lista "Vata Favor" à sua dieta e reduzir os itens da lista "Vata Evitar/Reduzir". Se você tem um *Vata vikruti* no momento, deve evitar os itens da lista "Vata Evitar/Reduzir" e usar apenas os itens da lista "Vata Favor".

Capítulo 11

TABELA DE ALIMENTOS PARA BALANCEAR OS ELEMENTOS DO SEU SISTEMA

A tabela alimentar neste capítulo é baseada no conhecimento tradicional de Ayurveda que recebi de meus ancestrais na Índia, bem como em minha pesquisa sobre alimentos curativos da natureza por mais de quinze anos na Europa e nos Estados Unidos. Este gráfico é para pessoas que buscam as fontes de alimentos mais saudáveis da natureza para promover a saúde ideal e o poder imunológico.

Embora os alimentos vegetais sejam a fonte primária de nossa energia, todas as outras formas alimentares, como aquelas que vêm de animais e de seus subprodutos, são fontes secundárias de alimentos, já que estamos recebendo a energia vegetal por meio de um corpo animal que antes recebia essa energia das plantas. Enquanto uma dieta baseada em plantas melhora nosso estômago e mantém nossa mente calma, uma dieta baseada em animais aumenta os níveis de estresse em nossa mente e deixa *ama* (toxinas) em nosso sistema, tornando nossos órgãos sujeitos a doenças infecciosas e não infecciosas.

No gráfico a seguir você vai encontrar as fontes de alimentos que são recomendadas para equilibrar seus elementos dominantes no momento podendo, assim, manter uma boa saúde e a imunidade ideal.

Preparei esta tabela de alimentos levando em consideração a praticidade de sua compra e preparo dos alimentos. No gráfico serão encontrados vegetais, legumes, grãos, nozes e sementes, óleos e especiarias que você precisa adicionar à sua dieta para equilibrar seus elementos dominantes no momento. (Para obter uma versão atualizada regularmente deste gráfico alimentar, visite a seção de alimentos Ayurveda do meu site em janeshvaidya.com/ayurveda/food/.)

É bom ter em mente que existem alguns alimentos cujas qualidades naturais podem mudar durante o processo de cozimento. Isso significa que, embora alguns ingredientes alimentares não sejam bons para os seus Elementos Atualmente Dominantes (PDE), com as técnicas de cozimento certas e combinação de especiarias, você pode usar esses ingredientes com moderação, conforme indicado no gráfico com combinações de estrelas. Uma única estrela (*) significa usar esse item com moderação. Estrelas duplas (**) indicam para usá-lo apenas quando devidamente cozido. Itens marcados com três estrelas, com espaço entre a primeira e as outras duas (* **), significa que você deve usar esse item com moderação e apenas quando estiver devidamente cozido.

Kapha Evitar/Reduzir	
Vegetais Abóbora Abóbora-d'água* Abobrinha Azeitonas (verde e preta) Batata-doce Cabaça Inhame Mandioca Pastinaga* Pepino Raiz de taro (inhame) Tomate (cozido)* Tomate (cru)	**Frutas** Abacate Abacaxi Ameixas Amora silvestre* Amoras* Banana Figos (frescos) Laranja Mamão Melancia Melão Kiwi Coco Ruibarbo Tamarindo Toranja Uvas verdes
Grãos Arroz (branco) Aveia (cozida) Cuscuz* Farinha de trigo* Soletrado* Trigo	**Leguminosas** Feijão* Grão-de-bico*
* Use apenas com moderação ** Use apenas quando devidamente cozido * ** Use apenas com moderação e apenas quando devidamente cozido	

Kapha Evitar/Reduzir (*continuação*)	
Nozes e Sementes	**Óleos**
Amêndoa (embebida e descascada) *	Azeite
Amendoim	Óleo de abacate
Avelã	Óleo de amêndoa*
Caju	Óleo de coco
Castanha-do-brasil	Óleo de damasco
Macadâmia	Óleo de gergelim
Noz	Óleo de noz
Pecã	Óleo de prímula
Pinhão	Óleo de soja
Pistache	**Especiarias e Ervas**
Semente de gergelim	Baunilha*
Sementes de cânhamo	Sal*

Kapha Favorável	
Vegetais	**Frutas**
Acelga	Airelas/ (*Lingonberries*)
Acelga chinesa	Ameixas secas
Agrião	Bagas
Alcachofra*	Caqui
Alcachofra-de-jerusalém	Cerejas*
Alface	Oxicoco
Alho-poró	Damasco
Aspargos	Figos (secos)*
Batata	Goiaba*
Batata chinesa	Lima*
Beringela	Limão*
Beterraba**	Maçã
Brócolis	Manga*
Brotos	Pêra
Cabaça de hera	Pêssego*
Cebola	Romã
	Uvas pretas/rosadas/roxas*
* Use apenas com moderação ** Use apenas quando devidamente cozido * ** Use apenas com moderação e apenas quando devidamente cozido	

Kapha Favorável (*continuação*)	
Vegetais	**Frutas**
Cenoura**	Framboesas*
Chuchu	Morangos*
Cogumelo*	Passa
Couve	
Couve-de-bruxelas	**Grãos**
Couve-flor	Amaranto
Couve-nabo	Arroz (basmati)*
Couve-rábano	Arroz (marrom)*
Dente-de-leão	Arroz (preto)
Espinafre	Arroz selvagem
Folhas de baqueta	Aveia (seca)
Folhas verdes	Centeio
Funcho	Cevada
Inhame pé de elefante**	Milho
Melão-de-são-caetano	Painço
Milho**	Polenta (fubá cozido)
Mostarda verde	Quinoa
Nabo	Trigo mourisco
Pimenta	
Pimentão	**Leguminosas**
Quiabo**	Brotos de feijão*
Quiabo-de-metro	Ervilhas (amarelas)
Rabanete	Ervilhas (verde)
Rabanete branco	Feijão azuki
Raiz de bardana	Feijão branco
Repolho	Feijão carioca
Rúcula	Feijão da marinha (feijão-banco)
Salsão	Feijão de corda
Tomate seco*	Feijão mungo (dividido)*
	Feijão preto
	Feijão-de-lima
	Grão-de-bico (dividido)
	Lentilhas
	Soja*
	Vagem

Kapha Favorável (*continuação*)	
Nozes e Sementes Linhaça* Milho (estourado sem sal) Psílio* Semente de abóbora* Semente de girassol* Sementes de chia	**Óleos** Óleo de canola* Óleo de cártamo* Óleo de girassol* Óleo de linhaça* Óleo de milho* Óleo de mostarda*
Especiarias e Ervas Açafrão Alcaravia Alecrim Alho Endro Anis Anis estrelado Asafétida Canela Cardamomo Coentro Coentro em pó Cominho Cúrcuma Dente de alho Estragão Fenacho Folha de curry Folha de louro Folhas de nim	 Funcho* Hortelã Flor de noz-moscada (*mace*) Manjericão Manjerona Noz-moscada Orégano Paprica em pó Pimenta-da-jamaica Pimenta-caiena Pimenta em pó Pimenta longa Pimenta-preta Gengibre Sálvia Salsinha Semente de carambola Semente de mostarda Tomilho
* Use apenas com moderação ** Use apenas quando devidamente cozido * ** Use apenas com moderação e apenas quando devidamente cozido	

Pitta Evitar/Reduzir	
Vegetais	**Frutas**
Abóbora*	Abacaxi (menos maduro)
Acelga	Airelas/ (*Lingonberries*)*
Agrião*	Ameixa (azeda)
Alho-poró (cru)	Bagas (azedas)
Beringela*	Banana*
Beterraba (cozida)*	Caqui
Beterraba (crua)	Cerejas (azedas)
Brotos (pungente)	Oxicoco
Cebola (cozida)*	Damasco (azedo)
Cebola (crua)	Framboesas*
Cenoura (cozida)*	Kiwi*
Cenoura (crua)	Laranja (azeda)
Couve-rábano*	Limão*
Espinafre (cozido)*	Maçãs (azedas)
Espinafre (cru)	Mamão*
Folhas de Acácia-Branca	Manga (menos madura)
Inhame de pé de elefante	Pêssego
Inhame*	Ruibarbo
Milho (fresco)*	Tamarindo (azedo)
Mostarda verde	Toranja
Pimenta	Uvas verdes (azedas)
Rabanete	
Rabanete	**Leguminosas**
Rabanete branco	Grão-de-bico (dividido)
Raiz de bardana	Lentilhas*
Tomate	
Tomate seco	
Verde-oliva)	

Pitta Evitar/Reduzir (*continuação*)	
Grãos Arroz (marrom)* Aveia (seca) Centeio Milho Painço Polenta (fubá cozido)* Trigo mourisco	**Nozes e Sementes** Amêndoa Amendoim Avelã Caju Castanha-do-brasil Macadâmia Noz Pecã Pinhão Pistache Semente de gergelim Sementes de Chia*
Especiarias e Ervas Alecrim* Alho Anis-estrelado Assafétida Feno-grego Folha de louro Folhas de curry* Gengibre (seco) Manjericão (seco) Manjerona Noz-moscada Orégano Páprica Páprica em pó Pimenta-da-jamaica Pimenta longa Pimenta-preta* Pimenta-caiena Sementes de mostarda Sementes de carambola Tomilho	**Óleos** Azeite* Óleo de açafrão Óleo de amendoim Óleo de damasco Óleo de gergelim Óleo de linhaça* Óleo de milho Óleo de mostarda
* Use apenas com moderação ** Use apenas quando devidamente cozido * ** Use apenas com moderação e apenas quando devidamente cozido	

Pita Favorável	
Vegetais	**Frutas**
Abóbora	Abacate*
Abóbora-d'água	Abacaxi (maduro)
Abobrinha	Ameixas (doces)
Alcachofra	Ameixas secas
Alcachofra-de-jerusalém	Amoras (maduras)*
Alface	Bagas (doces)
Alho-poró (cozido)	Cerejas (doces)
Aspargos	Coco
Azeitonas (pretas)	Damasco (doze)
Batata	Figos
Batata chinesa*	Goiaba
Batata-doce	Laranja (doce)*
Brócolis	Lima*
Brotos (leve)	Maçã (doce)
Chuchu*	Manga (maduro)
Cogumelo*	Melancia
Couve	Melão
Couve-de-bruxelas	Mirtilos (maduro)
Couve-flor	Morangos*
Dente-de-leão	Pêra
Feno-grego	Romã
Mandioca	Uva passa
Melão amargo	Uvas pretas/rosadas/roxas (doces)
Acelga chinesa (Bok Choy)	
Pastinaga	**Grãos**
Pepino	Amaranto
Pimentão	Arroz (basmati)
Quiabo	Arroz (branco)
Quiabo-de-metro	Aveia (cozida)
Raiz de taro (inhame)	Cevada
Repolho	Cuscuz
Rúcula	Espelta (trigo-vermelho)
Rutabaga*	Farinha de trigo duro
Salsão	Quinoa*
Verduras folhosas (suave)	Trigo*

Pita Favorável (*continuação*)	
Leguminosas	**Nozes e Sementes**
Brotos de feijão	Amêndoa (embebida e descascada)*
Ervilhas	Linhaça
Feijão	Milho (estourado sem sal)
Feijão branco	Psyllium
Feijão carioca	Semente de abóbora*
Feijão de corda	Semente de girassol
Feijão Lima*	Sementes de cânhamo*
Feijão mungo (dividido)	
Feijões Azuki*	
Feijões da marinha	**Óleos**
Feijões pretos	Óleo de abacate*
Grão-de-bico	Óleo de amêndoa*
Soja	Óleo de canola
Vagem	Óleo de coco
	Óleo de girassol
	Óleo de noz*
	Óleo de prímula
	Óleo de soja
Especiarias e Ervas	
Alcaravia*	Baunilha*
Canela*	Estragão*
Cardamomo*	Endro
Coentro	Folhas de nim*
Coentro em pó	Funcho
Cominho	Gengibre (fresco)*
Dente de alho*	Hortelã
Manjericão (fresco)*	Salsinha
Açafrão	
Açafrão*	
* Use apenas com moderação ** Use apenas quando devidamente cozido	
* ** Use apenas com moderação e apenas quando devidamente cozido	

Vata Evitar/Reduzir	
Vegetais	**Frutas**
Abóbora (crua)	Airelas/ (*Lingonberries*)
Abobrinha (crua)	Ameixas (secas)
Acelga*	Banana (verde)
Alcachofra*	Caqui
Alcachofra-de-jerusalém*	Datas (secas)
Alface*	Figos (secos)
Batata	Goiaba
Batata-chinesa* **	Maçã
Beringela	Melancia
Brócolis	Oxicoco
Cabaça	Passas (secas)
Cabaça de hera*	Pêra
Cebola (crua)	Romã
Chuchu	
Cogumelo	**Leguminosas**
Couve	Ervilhas (cruas)
Couve-flor (cozida)* **	Ervilhas (secas)
Couve-flor (crua)	Favas
Couve-rábano	Feijão* **
Couves-de-bruxelas	Feijão azuki* **
Dente-de-leão	Feijão branco
Espinafre (cru)	Feijão carioca* **
Folhas verdes*	Feijão preto* **
Melão amargo	Feijão-de-corda* **
Milho (fresco)	Feijão-de-lima
Pimentão**	Feijões da marinha
Quiabo-de-metro	Grão-de-bico* **
Rabanete (cru)	Lentilhas (marrom/verde)
Raiz de bardana	Soja* **
Repolho (cru)	
Rúcula*	
Salsão	**Óleos**
Tomate (cozido)*	Óleo de canola*
Tomate (cru)	Óleo de milho*
Tomate seco*	Óleo de soja*

Vata Evitar/Reduzir (*continuação*)	
Nozes e Sementes Milho (estourado)	**Grãos** Aveia (seca) Centeio Cevada Espelta (trigo-vermelho) Milho* Painço Polenta (fubá cozido)* Quinoa (recheada) Trigo Mourisco*
Especiarias e Ervas Feno-grego* Folhas de nim* Pimenta em pó* Pimenta-caiena*	
* Use apenas com moderação ** Use apenas quando devidamente cozido * ** Use apenas com moderação e apenas quando devidamente cozido	

Vata Favorável	
Vegetais	**Frutas**
Abóbora	Abacate
Abóbora (cozida)*	Abacaxi
Abóbora-d'água	Ameixas
Abobrinha (cozida)	Ameixas secas (demolhadas ou cozidas)
Agrião	Amora silvestre
Algas marinhas	Amoras
Alho-poró	Bagas
Aspargos	Banana
Azeitona (preta)	Cerejas
Batata-doce	Coco
Beterraba	Damasco
Brotos*	Figos (frescos, embebidos ou cozidos)
Cabaça	Framboesas*
Cebola (cozida)*	Laranja
Cenoura	Lima
Espinafre (cozido)*	Limão
Folhas de Acácia-branca	Maçãs (cozidas)

Vata Favorável (*continuação*)	
Vegetais (*continuação*)	**Especiarias e ervas**
Feno-grego	Açafrão
Inhame	Alcaravia
Inhame de pé de elefante	Alecrim
Mandioca* **	Alho*
Milho (cozido)*	Anis
Pastinaga	Anis-estrelado
Pepino	Assafétida
Pimenta*	Baunilha
Quiabo	Canela
Rabanete (cozido)*	Cardamomo
Rabanete branco*	Coentro
Rabanete*	Coentro em pó*
Raiz de taro (inhame)	Cominho
Repolho (cozido)*	Dente de alho
Rutabaga**	Endro
	Erva-doce
Nozes e Sementes	Estragão
Amêndoa	Folha de louro
Amendoim*	Folhas de curry
Avelã	Gengibre
Castanha-de-caju*	Hortelã
Castanha-do-brasil	Manjericão
Linhaça	Manjerona
Macadâmia	Noz-moscada
Noz	Orégano
Noz pecã	Páprica em pó
Pinhão	Pimenta longa
Pistache	Pimenta-da-jamaica
Semente de abóbora	Pimenta-preta
Semente de gergelim	Sal
Sementes de cânhamo	Salsinha
Sementes de chia	Salvia*
Sementes de girassol	Semente de mostarda
	Sementes de carambola
	Tomilho

Vata Favorável (*continuação*)	
Grãos Amaranto* Arroz Aveia (cozida) Cuscuz* Farinha de trigo duro Quinoa (cozida)* Trigo	**Leguminosas** Brotos de feijão Ervilhas (cozidas) Feijão mungo (dividido) Feijão verde (cozido) Grão-de-bico (dividido) Lentilhas (vermelhas) Paneer vegano (queijo indiano feito de soja)*
Frutas (*continuação*) Mamão Manga Melão Morangos Passas (embebidas ou cozidas) Pêssego Kiwi Tâmaras (frescas, embebidas ou cozidas) Toranja Uvas Tamarindo	**Óleos** Azeite Óleo de abacate Óleo de amêndoa Óleo de amendoim Óleo de coco* Óleo de gergelim Óleo de linhaça* Óleo de mostarda
* Use apenas com moderação ** Use apenas quando devidamente cozido * ** Use apenas com moderação e apenas quando devidamente cozido	

Parte 3

ESTILO DE VIDA – A CHAVE PARA SUA SAÚDE

Existem dois tipos de fatores que influenciam nossa saúde e a nossa imunidade: fatores diretos e indiretos. Enquanto as mudanças climáticas globais afetam indiretamente nossa vida, ameaçando nossa saúde a distância, outros fatores nos afetam diretamente, perturbando constantemente nossos sistemas mente-corpo.

Mesmo que a piora das condições climáticas ao redor do mundo não esteja sob nosso controle individual total, é bom lembrar que todas as mudanças do estado original dos elementos do nosso Planeta têm influência na saúde e na imunidade das espécies vivas nele. Por exemplo, a poluição do ar, da água e da terra está aumentando a cada dia em todo o mundo, aquecendo o oceano e derretendo o gelo nas regiões árticas. Essas calotas polares são a geladeira do nosso Planeta e, ao longo de décadas de aquecimento global causado pela poluição, grande parte dela já derreteu, acelerando as mudanças climáticas por meio das mudanças dos elementos estruturais do nosso Planeta: Terra, Água, Fogo, Ar e Éter. Essas mudanças drásticas na proporção dos elementos afetam nosso ecossistema, ameaçando a saúde e a existência de todas as espécies deste Planeta, incluindo os humanos.

Para controlar a poluição e o aquecimento global, precisamos de um esforço coletivo da sociedade, necessitamos ver isso como um projeto a longo prazo, mesmo que queiramos salvar nosso Planeta e preservar os elementos constitucionais da Mãe Natureza o mais rápido possível. Se todos nós considerarmos nossa parte na geração de poluição e tentarmos reduzi-la em nossas vidas diárias, retornando a um estilo de vida ecologicamente correto, poderemos alcançar esse objetivo em um futuro próximo. No entanto, salvar o Planeta requer a cooperação das pessoas em nossa sociedade. Precisamos abrir os olhos dos líderes em nosso país e sensibilizar o mundo inteiro para a urgência dessa mudança essencial. Então, o que podemos fazer agora?

Vamos dar uma olhada nos fatores que influenciam diretamente nossa saúde por meio dos elementos de nossa natureza interna e externa que formam as forças e controlam nosso sistema mente-corpo ao longo de nossa vida. Enquanto os elementos que dominam o nascimento e a idade influenciam nosso corpo de dentro para fora, as estações e a hora do dia influenciam nosso sistema de fora e governam nossa saúde e nossa imunidade durante toda vida. Conforme explicado anteriormente, não podemos mudar nossos elementos dominantes de nascimento que constituem as qualidades e limitações de nossa personalidade central. E também não podemos controlar o processo natural de envelhecimento, as mudanças das estações na natureza e a passagem do tempo durante o dia. Portanto, a questão é: se não podemos mudar diretamente qualquer um desses fatores que influenciam a saúde em nossa vida, como podemos melhorar nossa saúde e nosso poder imunológico?

Embora não possamos controlar os fatores acima que influenciam nossa saúde direta ou indiretamente com nossas escolhas pessoais, podemos reduzir seus efeitos nocivos. Quando fazemos escolhas conscientes em nossa vida diária podemos até reduzir o efeito das mudanças climáticas globais sobre nossa saúde e nossa imunidade.

O Ayurveda nos ensina a importante lição de que, ao fazer as mudanças certas no estilo de vida de acordo com seu *prakruti* ou *vikruti*, podemos controlar os efeitos das forças externas. Você pode eliminar o processo de envelhecimento excessivo e o pior impacto dos elementos desequilibrados que agravam as forças correspondentes, gerando sintomas e doenças no corpo. Nesta terceira parte de nossos estudos, vamos discutir o que podemos fazer em nossas próprias vidas para melhorar tanto a saúde quanto a imunidade com as mudanças certas no estilo de vida.

Capítulo 12

HÁBITOS DE ESTILO DE VIDA QUE AUMENTAM A IMUNIDADE

Antes de prosseguirmos com as recomendações de estilo de vida para cada dominação, vamos nos familiarizar com os hábitos gerais que influenciam nossa saúde. O primeiro gráfico deste capítulo nos dá pistas sobre quais hábitos promovem a saúde e quais colocam nossa saúde em risco.

Aprendemos que, embora um estado de equilíbrio dos elementos em nosso corpo mantenha a saúde, um estado de desequilíbrio agrava as forças associadas (*Kapha*, *Pitta* e *Vata*) e enfraquece nossa imunidade. A dieta errada, um estilo de vida indisciplinado ou pensamentos prejudiciais podem causar desequilíbrios nos níveis naturais dos elementos. Isso significa que nossa saúde depende do que comemos, de como vivemos e da atitude que temos em relação à vida.

Vamos dar uma olhada nos hábitos gerais de estilo de vida que influenciam nossa saúde. A primeira coluna do gráfico a seguir lista as recomendações a serem seguidas para uma saúde ideal, onde o profissional escolhe a alimentação, o estilo de vida e a prática mental correta de acordo com seu PDE. As duas últimas colunas listam hábitos alimentares e estilo de vida menos saudáveis, que representam riscos para a sua saúde em menor ou maior grau. São esses hábitos que você precisa mudar para alcançar o máximo de saúde.

Dieta saudável e insalubre, estilo de vida e hábitos mentais

Prática	Hábitos que Promovem a Saúde *(Escolha de acordo com os nascimento dominante/ elementos desequilibrados)*
1. Dieta	
Alimentos	**Fonte primária de alimento *** Legumes, frutas, especiarias, ervas, nozes, sementes, grãos e legumes
Bebidas	Água pura, chás de ervas, sucos frescos e smoothies
2. Estilo de vida	
Dormir/descansar	7-8 horas por dia
Exercício físico	Exercite-se de acordo com seu PDE – prática diária
Desejo Sexual	Constante – tântrico (não focado no orgasmo)
Trabalho	Para sua própria paz
3. Mente	
Pensamentos	Focado, entusiasmado, satisfeito, agradável e pacífico

Hábitos pouco saudáveis *(Tente reduzir/evitar o máximo possível)*	**Principais hábitos insalubres** *(evitar/alterar)*
Fonte secundária de alimento ** Carnes brancas, peixes pequenos	**Fonte secundária de alimento **** Carne vermelha, peixe grande
Água gaseificada, refrigerantes, café, bebidas alcoólicas leves	bebidas alcoólicas forte
Mais de 10 horas por dia	Menos de 4 horas por dia
Exercite-se sem considerar seu PDE	Exercite-se ignorando os sintomas/estado desequilibrado dos elementos do corpo
Rápido – focado no resultado final (orgasmo)	Amor reprimido – nada interessado em sexo
Para ganhar dinheiro e acumular bens materiais	Para a destruição da vida, incluindo a natureza e os animais
Preocupado, estressado, com medo ou ansioso	Segurando raiva/ódio, tristeza/depressão a longo prazo

Como nosso foco é a saúde ideal, aconselho você a usar alternativas aos produtos e subprodutos de origem animal em sua dieta ayurvédica. Por exemplo, mel e laticínios como leite, iogurte e ghee podem ser substituídos por opções à base de plantas disponíveis na loja. Em meu retiro Ayurveda no sul da Índia, minha família pratica as disciplinas Ayurveda tradicionais, seguindo programas de alimentação e tratamento totalmente baseados em plantas para os melhores resultados de saúde para os hóspedes e paz para outras vidas neste Planeta.

Rotinas matinais tradicionais para otimizar sua energia

Como minha avó costumava dizer: "A melhor hora para começar um bom hábito é de manhã. Quando você escolhe bons pensamentos pela manhã, cria bons sentimentos para o dia. Quando você cria bons sentimentos todos os dias, sua mente ficará mais positiva durante toda a semana. E quando você tornar suas semanas, meses e anos positivos, toda a sua vida será um ciclo de energia positiva."

Compreendendo a importância de ter uma manhã positiva, apresento aqui cinco práticas tradicionais de Ayurveda que aprendi com minha avó. Com essas práticas matinais você começará o dia exercendo hábitos saudáveis e assim viverá os próximos dias, semanas, meses, anos e toda a sua vida da melhor maneira que puder.

As rotinas matinais no quadro a seguir foram praticadas pelos Vaidyas (os praticantes tradicionais de Ayurveda na Índia) por várias gerações. Independentemente de seus elementos dominantes no momento, qualquer pessoa pode praticar essas cinco etapas pela manhã e experimentar um aumento na energia mental e física em três semanas.

> Na Índia, as pessoas dizem para acordar com o sol, que fica por volta das 6h às 7h durante todo o ano. Em países mais distantes do equador precisamos mudar esse período e usar a lógica em vez disso, considerando a diferença no trânsito do sol.

De acordo com as antigas práticas de saúde de minha aldeia, os raios do sol matinais podem curar muitas doenças em nosso sistema. A luz solar melhora o *Agni*, o elemento Fogo, que controla o poder imunológico do corpo, e o sol da manhã rejuvenesce o cérebro e apoia a produção de hormônios como a serotonina e a dopamina, essenciais para o nosso funcionamento mental.

Cinco rotinas matinais tradicionais para otimizar sua energia

Passo	Disciplina	Exercício Físico	Prática Mental
1	Clarear a mente	Quando sua mente acordar do sono pela manhã, em vez de se levantar, fique na cama por alguns minutos, deitado em *savasana** e respirando suavemente, com os olhos fechados.	Seja grato por estar vivo hoje. Cultive pensamentos afirmativos e conecte-se com seus sentimentos positivos, contemplando o que você gostaria de fazer hoje para realizar os desejos do seu coração.
2	Limpe sua boca e sua mente.	Escove os dentes e a língua e massageie as gengivas com os dedos indicadores. (Se você estiver seguindo uma dieta limpa e baseada em vegetais e escovar os dentes com pasta de dente à noite, só precisa usar água morna para limpar os dentes pela manhã.) Se você tiver algum sintoma de *Kapha*, como congestão de muco na garganta, gargareje com água salina morna.	Olhe no espelho com um sorriso do seu coração, vendo um reflexo do seu lado bom. Planeje como você pode investir suas energias positivas nas próximas horas do dia para encontrar alegria e paz em sua vida e prepare-se para cumprimentar as pessoas que encontrar com um sorriso.
3	Limpe seu esôfago, o estômago e a mente.	Pratique a terapia da água** ou beba um chá de ervas conforme prescrito para o seu PDE.	Sente-se em uma posição confortável, com uma mente focada levando a pensamentos afirmativos. Beba devagar, como se estivesse comendo a água/chá.

* *Savasana é a postura do cadáver na Ioga.*

Passo	Disciplina	Exercício Físico	Prática Mental
4	Elimine partículas de resíduos e toxinas de seus intestinos e libere a tensão de sua barriga.	Crie o hábito de sentar no vaso sanitário por alguns minutos pela manhã depois de beber a água/chá de ervas. Essa rotina ajuda o cérebro a programar os órgãos excretores para eliminar resíduos do intestino todas as manhãs, mesmo para pessoas que têm dificuldade em esvaziar os intestinos regularmente.	Enquanto estiver sentado no vaso sanitário, tente conectar sua mente à parte inferior do abdômen, colocando as palmas das mãos sobre a barriga. Inspire, enchendo o diafragma até que a barriga se expanda ao máximo, depois expire, puxando suavemente a barriga em direção à coluna.
5	Vitalize seu corpo e sua mente.	Siga seu programa diário de exercícios matinais/terapia de Ioga.***	Quando você estiver no tapete de Ioga, mantenha seu foco completo para dentro e observe seu corpo da cabeça aos pés enquanto faz um fluxo rítmico de respiração através de suas inalações e exalações.

** Você pode encontrar instruções para terapia de água no meu site.

*** Você pode encontrar programas de terapia de Ioga para seu PDE no capítulo 18.

Projetando seu estilo de vida de acordo com seu PDE

Com esta seção, quero ter a certeza de que você está bem ciente de suas escolhas quando se trata de cuidar da sua saúde e das etapas para avançar de um nível de sua prática de saúde para outro. Também enfatizaremos a importância de conhecer seu PDE ao projetar seu estilo de vida.

Ayurveda é um estilo de vida. Um estilo saudável que atualiza todas as áreas da vida de uma pessoa com a aplicação correta dessa sabedoria milenar. Visto que as disciplinas e hábitos de nossa vida diária desempenham um papel importante em nosso desenvolvimento físico e mental, vamos nos concentrar em fazer as mudanças necessárias no seu estilo de vida nos próximos dias.

Um estilo de vida saudável não é apenas fazer alguns exercícios gerais ou seguir uma dieta da moda. Em vez disso, é a prática de sua saúde natural, compreendendo o PDE (Elementos Atualmente Dominantes) em seu sistema mente-corpo e seguindo um programa feito sob medida para manter a estabilidade de suas forças dominantes (*Kapha*, *Pitta* e *Vata*) em diferentes estações e em diferentes idades de sua vida. Ao seguir suas rotinas diárias de acordo com seu PDE, você verá um progresso constante em sua saúde interna e externa.

Depois de estabelecer a base para sua saúde, começando as manhãs com as disciplinas Ayurveda do quadro anterior, você estará um passo à frente em sua jornada para a saúde. Agora podemos discutir como você pode melhorar o resto do tempo em sua vida diária, projetando um estilo de vida de acordo com seus elementos dominantes no momento.

Com a ajuda dos autotestes do capítulo 5, você pode determinar os Elementos Atualmente Dominantes de seu sistema mente-corpo, que chamamos de PDE. Conforme discutido anteriormente, seu PDE pode indicar seu *prakruti*, os elementos dominantes do nascimento, ou seu *vikruti*, a disfunção do corpo e da mente causada pela maior força agravada no sistema.

Deixe-me lembrá-lo dos seguintes fatores:

1. Se você tiver um agravamento em qualquer uma das três forças (*Kapha, Pitta* ou *Vata*), esse é o seu *vikruti*, causado por um estado de desequilíbrio do seu PDE.
2. Se você tiver *vikruti* em mais de uma força, como quando duas forças ou mesmo todas as três forças (*Kapha, Pitta* e *Vata*) são agravadas ao mesmo tempo, então a força com o *vikruti* mais alto entre elas é indicada por seu PDE.
3. Se você não tem um desequilíbrio em nenhum elemento (o que significa que seus sistemas atuais de corpo e mente estão funcionando sem sintomas ou doenças) e você não tem sinais de disfunção em nenhum órgão/sistema, então seu PDE (Elementos Atualmente Dominantes) indica seu *prakruti*.

Enquanto nas duas primeiras condições seu PDE indica seu *vikruti*, na terceira condição indica seu *prakruti*. (Isso significa que, na ausência de um desequilíbrio em seu corpo e mente, seus Elementos Atualmente Dominantes mostram sua *prakruti*, indicando a força mais elevada em seu sistema em seu nascimento). Em todas as três condições você precisa se concentrar em equilibrar seu PDE para manter sua saúde final. Enquanto nas duas primeiras condições você se concentrará em equilibrar os elementos desequilibrados, na terceira seu foco será manter o equilíbrio de seus elementos dominantes de nascimento e, assim, manter sua saúde e sua imunidade com as disciplinas de alimentação e estilo de vida corretos.

Os três níveis de uma prática de saúde

Frequentemente, vemos pessoas fazerem mudanças no estilo de vida sem levar em consideração o estado de sua saúde atual. Mesmo que qualquer mudança de estilo de vida possa ser considerada o primeiro nível de uma prática saudável, se seguirmos apenas os conselhos da moda da indústria da saúde, sem considerar os efeitos colaterais, nossa prática não durará muito e não nos dará os resultados que buscamos.

Esteja você seguindo uma nova dieta ou um programa de exercícios popular, sem pesquisas suficientes sobre seu impacto direto e indireto em seu corpo e em sua mente por um longo período de tempo, ele só pode ser considerado um programa de exercícios geral. Por outro lado, quando você segue um programa individual com o conhecimento correto e com consciência de seus efeitos em seu sistema, ele se torna sua terapia, que é o segundo nível de sua prática de saúde. Por meio da prática disciplinada de um programa de saúde individual, você automaticamente atualiza sua vida para o próximo nível, onde desenvolve não apenas seus lados físico e mental, mas também os aspectos espirituais de sua vida.

De agora em diante, pense em como você faz suas escolhas na vida: apenas como exercício, como terapia ou mesmo para seu desenvolvimento espiritual? Por exemplo, as escolhas alimentares que fazemos mostram em que nível de prática de saúde estamos agora. Se enchermos o estômago de acordo com nossos sentidos viciados, sem considerar nosso estado atual de saúde, podemos considerá-lo um exercício de sobrevivência. Nesse estado, estamos comendo para manter nossos vícios, não nossa saúde. Quando damos prioridade à nossa saúde, comemos o alimento que é melhor para o nosso sistema e, ao fazer essa escolha consciente, comer se torna uma terapia e nossa comida se torna nosso remédio natural. Agora imagine que estamos escolhendo nossos alimentos não só de acordo com o estado de saúde do nosso corpo e da nossa mente, mas também de nossa alma, buscando alimentos com energia limpa, que é o nível mais alto de uma prática de saúde, nutrindo os aspectos espirituais de nossa vida.

Esteja sempre atento às suas escolhas e tome decisões de acordo com o nível de melhorias que está buscando. Durante a maioria dos períodos de sua vida, você pode considerar sua saúde uma escolha consciente. Lembre-se de que você tem muitas opções, mesmo durante os momentos difíceis em que se sentir preso e perdido no caminho da jornada de sua vida.

Capítulo 13

ROTINAS DIÁRIAS PARA MELHORAR SUA IMUNIDADE

Neste capítulo, explicarei como você pode adaptar suas rotinas diárias para se adequar ao seu PDE, seus elementos dominantes no momento. As recomendações aqui incluem a melhor hora para acordar, além de atividades diurnas e disciplinas noturnas para otimizar sua saúde e sua imunidade. Também discutiremos os obstáculos mais comuns que você pode enfrentar ao estabelecer um novo regime de estilo de vida, dependendo de seus elementos dominantes.

O primeiro estágio para mudar para um estilo de vida saudável é iniciar uma disciplina nas áreas mais vitais do nosso cotidiano, como alimentação, exercícios e sono. Quando nosso corpo necessita de energia, em primeiro lugar precisamos encontrar o alimento certo para alimentar nossos sistemas. Para digerir o alimento e distribuí-lo facilmente aos tecidos, precisamos praticar os exercícios corretos. E quando nossos sistemas internos estão funcionando por um tempo, nosso corpo se cansa e precisa de descanso para que os sistemas se reparem e se refresquem por meio de um sono suficiente. Esta é a rotina saudável que precisa ser repetida em um ciclo dia-noite para manter nosso poder imunológico natural e, assim, atingir corpo e mente saudáveis. E se pudermos estabelecer uma rotina para essas três necessidades (a alimentação certa, os exercícios certos e descanso suficiente) em nossa vida diária, estaremos um passo mais perto de ter uma saúde melhor. Neste capítulo você encontrará recomendações tradicionais do Ayurveda para criar uma rotina de acordo com seu PDE (Elementos Atualmente Dominantes), que controla a força dominante em seu corpo e em sua mente no momento.

Rotinas diárias para estabilizar Kapha

Acorde cedo

O horário das 4h às 10h é o período do dia mais agravante para o *Kapha*. Pessoas com *Kapha prakruti* ou *vikruti* precisam acordar cedo para evitar a influência dos elementos Terra e Água da natureza durante essas horas. Os dominantes *Kapha* devem evitar dormir nas primeiras horas da manhã; caso contrário, há o risco de sintomas relacionados à água, como excesso de muco causando sinusite, peso na cabeça e congestão na garganta e nos pulmões.

Beba um copo de água morna com gengibre

A raiz de Zingiber officinale (gengibre) é um impulsionador imunológico devido à sua capacidade de acender o *Agni*, o elemento Fogo do sistema. Com a ajuda do gengibre, o *Agni* pode aumentar o calor nos sistemas digestivo e circulatório, reduzir a inflamação e queimar gordura no corpo. Os dominantes *Kapha* podem usar essa raiz medicinal para acelerar suas funções digestivas e metabólicas, bebendo um copo de água fervida com fatias de gengibre fresco. Esta bebida matinal é um remédio natural para liberar a congestão de muco na garganta e no esôfago e também ajuda os movimentos intestinais.

Ingredientes para a bebida matinal decrescente de *Kapha*: 250 mililitros (1 xícara) de água e 1 colher de chá de gengibre ralado ou fatiado

Preparação: ferva a água com o gengibre fatiado em uma panela por três minutos. Despeje a água de gengibre em um copo e mexa com uma colher antes de beber. Beba em temperatura moderada.

Faça um breve programa de Ioga pela manhã

Depois de terminar a bebida estabilizadora de *Kapha* pela manhã, pratique um pequeno programa de Ioga para *Kapha*. Isso pode iluminar a mente, fortalecer o corpo para dar suporte aos sistemas circulatório e respiratório e tonificar o coração, os pulmões e os vasos sanguíneos. Você pode aprender mais sobre a terapia de Ioga para *Kapha* no capítulo 18.

Caminhe

Não há maneira melhor para os dominantes *Kapha* começarem o dia do que dar uma caminhada pela manhã. A natureza sólida de *Kapha* pede que essa pessoa se mova o máximo possível. Como os dominantes *Kapha* geralmente amam a natureza, eles devem tentar passar algum tempo todos os dias perto da água, da terra ou da floresta. Embora todos os movimentos físicos diminuam o *Kapha*, caminhar é um dos melhores exercícios para incorporar à rotina diária e praticar em todas as idades e em todas as estações. Uma caminhada matinal refresca a mente e alivia os sentimentos pesados do coração.

Mude seus padrões

Pessoas com *Kapha prakruti* têm dificuldade em iniciar novas disciplinas e fazer a transição de velhos para novos hábitos. Como na decolagem de um avião, eles podem precisar de muita energia para se afastar de suas rotinas atuais, mas se fizerem o esforço na pista, o resto da viagem será mais leve e os levará a níveis mais elevados.

Com o planejamento certo, podemos mudar nossas rotinas diárias sem afetar muito nossa programação normal. Por exemplo, podemos usar as escadas em vez da escada rolante ou sair de casa um pouco mais cedo e ir a pé para o trabalho. (Se o seu local de trabalho não for perto, estacione o carro a uma curta distância ou use o transporte público e desça algumas estações antes para fazer a caminhada do dia.) Lembre-se disso se quiser implementar qualquer disciplina em sua vida, você precisa encontrar apenas um motivo para fazer isso. (Mas se você não quiser, existem centenas de desculpas.)

Vá cedo para a cama

Há uma tendência entre os dominantes *Kapha* de ficar acordados até tarde da noite e acordar muito tarde pela manhã. Essa rotina é prejudicial à saúde, pois aumenta o *Kapha* e leva a sintomas relacionados ao desequilíbrio da Água e da Terra. Para manter um padrão de sono, o Ayurveda recomenda que os dominantes *Kapha* vão para a cama às 22h e acordem às 5h da manhã. Se você for um *Kapha* dominante, também precisa se certificar de que não está dormindo mais do que oito horas à noite e nem tirando uma soneca durante o dia.

Rotinas diárias para estabilizar Pitta

Acorde cedo e aproveite a manhã

Sentir-se com energia pela manhã e cansado à noite é um padrão comum para dominantes Pitta. Eles ficam alertas no início do dia e continuam entusiasmados até o meio do dia, mas sua energia cai drasticamente à noite.

Use a energia da manhã para tornar o início do dia agradável e positivo. O Ayurveda recomenda exercícios físicos como, por exemplo o *asanas* da Ioga, exercícios mentais ou meditação como acréscimos à rotina matinal para manter a harmonia da força *Pitta*. Além da Ioga, outras atividades nas quais o corpo e a mente interagem de forma meditativa, como caminhar, nadar ou fazer jardinagem, podem ser boas opções para equilibrar os elementos Fogo e Água no sistema. Se você for um *Pitta* dominante, lembre-se de fazer exercícios não porque não goste do seu corpo, mas porque o ama.

Os dominantes *Pitta* precisam ser extremamente cautelosos sob a luz solar direta (especialmente se morarem perto do equador e durante os dias quentes de verão), pois sua pele é sensível ao calor. Para aproveitar os raios solares de cura, acorde cedo e deixe os raios da manhã brilharem na sua pele e nos seus olhos (sem olhar diretamente para o sol). Se você mora longe do equador, certifique-se de obter pelo menos alguns minutos de luz em seu corpo todos os dias, o que é importante para o funcionamento ideal de seus sistemas.

Pratique Ioga para estabilizar Pitta

A prática disciplinada de um programa de Ioga de equilíbrio *Pitta* pode regular os elementos Fogo e Água nos sistemas do corpo e da mente. A terapia de Ioga pode acalmar a mente, liberar a tensão dos músculos, apoiar a função do sistema digestivo e tonificar o fígado, o pâncreas e o intestino delgado. No tapete de Ioga, lembre-se de que você está praticando seu programa individual para relaxar e se conectar com seu corpo e mente, não para competir ou provar nada para ninguém. Você pode aprender mais sobre a terapia de Ioga para *Pitta* no capítulo 18.

Beba bastante água durante o dia

Pitta prakruti é quente no corpo e, em comparação com os outros dois dominantes, esse tipo de corpo precisa de mais água para resfriar o sistema. Por causa dos movimentos excessivos e do alto desempenho do sistema de aquecimento central, os dominantes *Pitta* perdem mais água com o suor, especialmente durante as estações do ano quando a temperatura externa é alta. A quantidade de água que uma pessoa precisa beber depende do seu nível de atividade física e da quantidade de água que seu corpo perde durante o dia. É essencial beber uma quantidade certa de água para manter a circulação sanguínea adequada, que apoia a função dos glóbulos brancos e protegem o corpo de patógenos.

Evite o superaquecimento do corpo sob luz solar direta

O Ayurveda recomenda que as pessoas com *Pitta prakruti* evitem a exposição excessiva à luz solar, especialmente ao meio-dia no verão, uma vez que têm pele sensível e maior chance de queimaduras solares e sintomas relacionados ao calor dos raios solares diretos.

Mudar o estilo de vida de acordo com as estações e a hora do dia é essencial para todos. Por exemplo, se você é um *Pitta* dominante (*prakruti* ou *vikruti*), o verão é a estação mais quente e meio-dia é a hora em que você precisa ser extremamente cuidadoso com suas atividades físicas e mentais. Uma vez que a força do sol muda de acordo com o quão perto se está do equador, você pode sentir a intensidade do calor em seu corpo e mudar suas atividades conforme necessário. Se você não levar em conta o fator climático, quando a temperatura externa estiver alta, os elementos Fogo e Água agravam a força de *Pitta* e liberam a água armazenada no corpo como suor, levando à desidratação e aumentando o risco de doenças de pele.

Faça uma pausa (ou mesmo uma soneca curta)

Como aprendemos, os dominantes *Pitta* têm alta energia pela manhã e menos energia à noite, um padrão que geralmente é ampliado por seu estilo de vida ativo. Um breve cochilo ao meio-dia pode restaurar as energias e estender o entusiasmo até a noite. Se você está em seu escritório ou viajando e não pode tirar uma soneca adequada, então apenas tire um cochilo, sentado, relaxado, com os olhos fechados por alguns minutos, respirando de forma tranquila, com a mente livre de pensamentos (ou pelo menos com menos pensamentos), como se estivesse quase dormindo. (Se você decidir se deitar após o almoço, certifique-se de ter feito uma caminhada curta e lenta depois de comer para apoiar o seu sistema digestivo.)

Refresque-se com mais água

Para um *Pitta* dominante, não há melhor companhia do que a água, e nadar é uma das melhores maneiras de passar o tempo com esse companheiro de cura, especialmente nos dias quentes de verão. Durante a estação quente, tome banho no meio do dia para diminuir o excesso de calor do maior órgão do corpo, a pele, que ajudará a controlar a força do *Pitta*.

Para reduzir o estresse e relaxar os músculos, os dominantes *Pitta* podem ficar em uma banheira por quinze a vinte minutos à noite antes de deitar. Se a mente ainda estiver turbulenta com vários pensamentos impedindo o relaxamento, ouça uma música instrumental calmante e sincronize sua respiração com o ritmo da música.

Os banhos de vapor fazem parte de muitos regimes gerais de saúde, mas se o seu *Pitta* for agravado, certifique-se de que está sentado ou de pé em uma sala de vapor onde sua cabeça está fora da sauna e apenas seu corpo sente o calor. (Em um estado agravado de *Pitta*, evite todos os tipos de saunas em que sua cabeça esteja dentro da sauna a vapor. O superaquecimento da cabeça pode afetar a coordenação do cérebro e os receptores sensoriais de visão, audição, olfato e paladar.)

Desacelere seu corpo e mente

Uma vez que a força *Pitta* geralmente libera o excesso de energia do corpo e da mente, gerando ações e pensamentos intensos, o Ayurveda recomenda que os dominantes *Pitta* façam intervalos ocasionais entre os projetos para manter o nível de energia estável ao longo do dia. Por causa do foco intenso da natureza *Pitta*, se eles se engajarem em uma determinada tarefa por muito tempo, podem sentir pressão sobre os olhos (ou até mesmo dores de cabeça) como um sinal para fazer uma pausa. Nesse estado, em vez de forçar o corpo e a mente para continuar a trabalhar, é recomendável dar uma caminhada lenta ou alongar o corpo e respirar fundo para aliviar a tensão nos músculos. Isso ajuda a relaxar o sistema e a recuperar energia para continuar com as tarefas pelo resto do dia.

Não pule uma refeição

Para um *Pitta* dominante, a digestão é um presente se o estômago for alimentado na hora certa com a comida certa, mas pode ser uma maldição se a pessoa não manter uma disciplina alimentar diária, pulando refeições de vez em quando. Comparado com os outros dois dominantes, *Pitta* tem o sistema digestivo mais poderoso e os mais altos níveis de ácidos e enzimas digestivos; portanto, não comer na hora certa pode levar a problemas de saúde relacionados ao *Pitta*. Quando o ácido secretado no sistema digestivo não encontra comida para se decompor, pode irritar o revestimento do estômago e dos intestinos e causar úlceras e tumores a longo prazo. Como os dominantes *Pitta* correm o risco de problemas relacionados à hiperacidez, eles precisam comer na hora certa e escolher o alimento certo para seu sistema digestivo.

Seja flexível para reduzir o estresse

Pessoas com *Pitta prakruti* são firmes em suas crenças. Eles não se comprometem facilmente, o que os torna os personagens mais estressantes em diferentes situações de sua vida diária. Se você é um *Pitta* dominante ou tem *Pitta* em excesso em seu sistema, compreender suas próprias características e as características das pessoas com quem você interage em sua comunidade, no trabalho e em sua vida familiar é o primeiro passo para lidar com várias situações de vida sem a pressão de estresse. Para torná-lo ainda melhor, tente desacelerar e ouvir as ideias de outras pessoas e encontrar maneiras de cooperar com elas sem perder as ideias centrais de seus projetos e planos. Esta flexibilidade de atitude pode ajudá-lo a melhorar as suas qualidades de liderança e a sobressair em todos os campos, visto que reconhece o fato de as pessoas com quem está envolvido na sua vida terem qualidades e características diferentes de acordo com o seu PDE.

Permita-se a dádiva do sono

Um sono de qualidade pode limpar o sistema mente-corpo e restaurar a energia para o dia seguinte. Para os dominantes *Pitta*, o trem do sono chega no início da noite e eles precisam ir para a cama por volta das 21h, para pegar esse trem e desfrutar de uma boa noite de sono. De agora em diante, veja o cansaço noturno como um presente, e não como algo contra o qual você deve lutar.

Rotinas diárias para estabilizar Vata

Sono de madrugada para Vata

Isso parece contraditório para muitos regimes de saúde que sugerem acordar cedo para começar o dia de novo. Mas para um *Vata* dominante típico, essa teoria não se aplica, uma vez que eles precisam de energia *Kapha* para manter sua saúde, que podem ganhar comendo alimentos *Kapha* e dormir durante o tempo *Kapha* no início da manhã.

O Ayurveda tradicional recomenda que os dominantes de *Vata* durmam um pouco mais pela manhã para melhorar o poder imunológico do corpo e a estabilidade da mente. Como a maioria das pessoas não consegue ficar na cama pela manhã durante a semana, sugiro dormir um longo sono matinal nos fins de semana, especialmente em situações em que a força do *Vata* está perturbando seu sistema, gerando ansiedade ou outros sentimentos desconfortáveis.

Abra seus olhos para o jardim da paz

Ao acordar de manhã, fique na cama por alguns minutos e convide pensamentos nutritivos, borboletas coloridas para o jardim da sua mente. Durante os primeiros minutos do dia, incentive sua mente a escolher pensamentos repletos de ideias inspiradoras e planos estimulantes sobre o que você espera vivenciar nas próximas horas do dia, ou no fim de semana, ou mesmo nos próximos anos.

Tome uma bebida temperada com o estômago vazio

Para apoiar o sistema digestivo e limpar o esôfago e o estômago, eliminando os gases formados nos canais digestivos durante a noite, beba um copo de chá temperado balanceador de *Vata* com o estômago vazio pela manhã.

Ingredientes para a bebida matinal estabilizadora de Vata: 1 xícara de água, 1 colher de chá de gengibre ralado ou fatiado, meio limão, duas sementes de cardamomo, dois pedaços de cravo, uma pitada de erva-doce e um pequeno pau de canela

Preparação: ferva a água em uma panela com o gengibre, o cardamomo, o cravo-da-índia, a erva-doce e a canela por três minutos. Coe a água em um copo, esprema o suco de limão no copo, mexa com uma colher e beba em temperatura moderada.

Alimente seus talentos naturais

As pessoas mais bem-sucedidas do mundo são aquelas que descobriram seus talentos naturais e inatos e transformaram sua paixão em sua profissão. Embora as pessoas com *Vata prakruti* tenham habilidades artísticas em sua natureza central, por causa da falta de disciplina e autoconfiança, a maioria delas permanece escondida. Em um nível básico, a natureza *Vata* é desorganizada e dispersa, o que torna difícil para esse *prakruti* se ajustar à vida normal em uma família ou sociedade. Se você tem uma natureza *Vata* por nascimento, em vez de ver essas características como limitações ao progresso, veja-as como a matéria-prima necessária para ter sucesso como artista e use essas qualidades artísticas em seu trabalho. Por exemplo, se você está lutando com suas características de *Vata* e sua mente é atraída para pintar ou escrever, use seus pensamentos dispersos e sentimentos instáveis como a base do tema sobre o qual você vai escrever em um diário ou pintar em uma tela. Aqui, pintar ou escrever não é apenas um trabalho artístico, mas uma terapia de autocura para o artista.

Quer você seja um cantor ou escultor talentoso, ou seja dotado de qualquer outro talento, explore seus dons inatos e alimente-os. Do contrário, eles ficarão no fundo de sua consciência e perturbarão sua mente por toda a vida. Esses distúrbios costumam se manifestar na mente como medo, ansiedade ou outros sentimentos desagradáveis. Pode-se dizer que os dominantes *Vata* muitas vezes engravidam em seus corações de ideias criativas, e se eles negligenciam nutrir essas ideias e não dão à luz a criação, esses sentimentos criam uma vazante e um fluxo emocional dentro de sua mente.

Estabeleça uma rotina em sua vida

Comece uma busca por seu potencial interior experimentando diferentes atividades criativas até encontrar seu talento inato e, depois de encontrá-lo, pratique-o todos os dias com disciplina. Por exemplo, se você perceber que tem interesse em escrever, escreva algumas páginas todos os dias. Se tiver problemas para começar, tente passar pelo menos meia hora diariamente em frente à sua escrivaninha e anote (ou digite) o que vier à mente. Quando você pratica sua escrita ou outros talentos como parte de sua rotina diária pela manhã (ou noite), seu problema para começar desaparecerá e seus talentos fluirão naturalmente de seu coração.

Mesmo que os *Vata prakruti* nasçam com talentos únicos, muitos deles não alcançam seu potencial no campo desejado por falta de disciplina. Mas uma vez que acreditam em seu talento e entendem que ele é a chave para seu sucesso, eles podem estabelecer um hábito e torná-lo parte de sua vida diária. Para tornar o talento inato uma profissão, os dominantes *Vata* devem investir algum tempo para encontrar sua paixão e nutri-la todos os dias. Não há nada melhor na vida do que transformar sua paixão em sua profissão. O dia em que você conseguir transformar seu talento em sua profissão é o dia em que suas férias começam. Então você nunca mais trabalhará em toda a sua vida; em vez disso, você faz algo que ama.

Fique aquecido tanto quanto possível

Uma das características gerais do *Vata* é o frio. E se você é um *Vata* dominante (por nascimento ou devido a um desequilíbrio nos elementos do Ar e do Éter), é com isso que você precisa se preocupar na maior parte do tempo. Nem todo mundo pode viver em um país próximo ao equador durante todo o ano e obter o calor natural do sol. Mas como um tipo *Vata*, se você entende essa parte de sua natureza, pode pelo menos deixar sua área de estar (sua casa e escritório) quente ou escolher roupas que o mantenham aquecido e confortável durante as estações frias. Além disso, escolha sempre bebidas quentes e alimentos ricos em especiarias, que irão confortá-lo como um cobertor quente dentro do estômago.

Escolha um ambiente sereno

Os dominantes *Vata* têm uma energia vibrante e uma tendência a se envolver com pessoas e ambientes semelhantes. Isso pode causar mais turbulência em sua vida, uma vez que a mente *Vata* frequentemente contém uma mistura de medo e excitação e é atraída por pessoas e situações que estimulam essas sensações. Por uma questão de criatividade, você pode se expor a esse tipo de situação, mas na maioria das vezes escolha um ambiente tranquilo para se acalmar e se firmar. Quando sua mente está estável, você se concentra melhor em sua criatividade e, com uma prática disciplinada, pode galgar a escada do sucesso passo a passo.

Faça uma coisa de cada vez

A atenção plena é uma prática de estilo de vida importante para estabilizar o *Vata*. Como a força de *Vata* é formada pelo Ar e pelo Éter, o domínio desses elementos torna a mente dispersa, com múltiplos pensamentos e sentimentos. Por exemplo, um *Vata* dominante pode ser entusiasmado e alegre em um momento, mas ansioso e negativo no próximo. Os dominantes *Vata* geralmente têm várias ideias e planos para suas vidas, o que pode tornar difícil para a mente chegar a conclusões. Isso cria confusão e frustração no desenvolvimento posterior de seus pensamentos. Se você puder reconhecer a influência de *Vata* em sua mente, poderá trabalhar para reduzir a intensidade da força fazendo uma coisa de cada vez. Traga seu foco máximo para o momento de ação até que ela acabe. (Você pode praticar a plena consciência não apenas no trabalho, mas em todas as ações, quer esteja mastigando a comida ou tomando um gole do chá.)

Estabeleça uma programação regular de alimentação

A digestão difícil (*vishakha Agni*) é um dos principais problemas de saúde causados pelo agravamento da força *Vata*, resultando em gases e sintomas de inchaço do estômago. Uma vez que o nível de *Agni*, o fogo digestivo, é baixo em um sistema Vata, é necessário adicionar os temperos certos aos alimentos para ajudar na digestão. Além disso, comer comida quente e comer pequenas quantidades, mas em intervalos regulares, são maneiras de os dominantes *Vata* melhorarem a saúde e a imunidade. Você pode seguir as recomendações de alimentos estabilizadores de *Vata* presentes neste livro.

Evite exercícios pesados

Cada programa de exercícios deve ser projetado de acordo com a condição de saúde da pessoa. Se *Vata* for a força dominante, pratique exercícios leves para manter a resistência por um período mais longo. Exercícios pesados em um estado de excesso de *Vata* podem não apenas causar danos aos ossos, músculos e ligamentos, mas também causar inflamação e dor no corpo, além de fazer você se sentir mentalmente esgotado. Para estabilizar o *Vata*, pratique a terapia de Ioga com *asanas* de ancoragem e exercícios de meditação, que você vai encontrar posteriormente neste livro.

Defina uma hora de dormir fixa

Considerando o papel do sono de alta qualidade na manutenção da saúde ideal e do poder imunológico, tente ter uma boa noite de descanso, especialmente se seu corpo e sua mente são dominados pela força de *Vata*. Comparado com os outros dois dominantes, *Vata* tem dificuldade em obter um sono de qualidade, pois a profundidade e a duração do sono podem variar de tempos em tempos e de estação para estação. Na velhice, o *Vata* aumenta, perturba o sono e tem um efeito considerável nas pessoas que nascem com *Vata prakruti*. O hábito de ficar acordado até tarde da noite torna os dominantes *Vata* mais fatigados no dia seguinte e pode levar a distúrbios do sono em um estágio posterior. Como solução, mesmo nas noites em que não se sinta cansado, procure ficar na cama a uma hora determinada, pois só de deitar já dará descanso ao seu corpo e mente.

Recomendações gerais de rotina diária para estabilizar as três forças

Kapha

- Acorde cedo
- Fique ativo durante o dia
- Varie suas rotinas
- Procure novas experiências
- Evite dormir durante o dia
- Tente não acumular bens materiais
- Vá para a cama cedo

Pitta

- Aproveite as manhãs
- Evite calor excessivo
- Equilibre repouso e atividade
- Não pule refeições
- Beba muita água
- Não trabalhe demais
- Tente ser flexível

Vata

- Acorde devagar
- Evite atividades extenuantes e frenéticas
- Escolha ambientes serenos
- Mantenha hábitos regulares
- Faça uma coisa de cada vez
- Descanse o suficiente
- Fique aquecido
- Vá para a cama na hora certa

Capítulo 14

DORMIR PARA RESTAURAR E MANTER UMA ÓTIMA IMUNIDADE

Dormir desempenha um papel importante na manutenção do poder imunológico do corpo, especialmente na manutenção da sua imunidade natural. Perder algumas horas de sono durante a noite pode desacelerar as funções do sistema imunológico e tornar o corpo mais propenso a pegar um resfriado ou uma gripe. Neste capítulo, estudaremos as tendências para o sono de diferentes domínios e as diretrizes para um descanso ideal, incluindo horas de sono, posições para dormir e preparações pré-sono.

Durante o sono, com a força de *Vata*, células velhas são destruídas e descarregadas do corpo e, com a força de *Kapha*, são substituídas por novas células. Quando as toxinas são eliminadas de maneira adequada, a força de *Pitta* pode manter uma função ininterrupta do sistema imunológico e, assim, preservar um corpo livre de doenças. Considerando o fato de que a reposição celular e a eliminação de toxinas desempenham um papel importante no apoio a uma saúde ideal, podemos compreender a importância do sono.

Durante o sono, uma ampla gama de células de suporte imunológico é aumentada, como macrófagos, células B, células T, mastócitos, células endoteliais que revestem o interior dos vasos sanguíneos e vasos linfáticos e diferentes células do estroma que suportam o tecido conjuntivo a produzir citocinas – uma proteína celular responsável pelos sinais imunológicos necessários para controlar e destruir as células infectadas do corpo. A falta de sono de qualidade, entretanto, pode enfraquecer essas células de suporte imunológico e, portanto, o poder de resistência do nosso sistema. Se uma pessoa dorme pouco, menos de quatro horas por noite, também pode aumentar o risco de problemas cardíacos e diabetes. A falta de sono pode levar a níveis baixos de proteínas citocinas e anticorpos que são necessários para lutar contra infecções.

A quantidade de sono necessária para manter um sistema imunológico saudável difere de pessoa para pessoa, e as crianças precisam dormir mais do que os adultos. Pessoas com feridas ou doenças também precisam de mais horas de sono para apoiar o corpo no processo de cura. Enquanto um adulto precisa de cerca de oito horas de sono por noite, um adolescente precisa de nove a dez horas de sono para manter um nível natural de imunidade.

O Ayurveda enfatiza a necessidade de um sono de qualidade para cada dominação, dando recomendações de sono de acordo com o PDE (os Elementos Atualmente Dominantes) de uma pessoa. Se ajustarmos as horas e padrões de sono de acordo com o PDE, podemos equilibrar os elementos do sistema mente-corpo e manter um bom poder de resistência em todas as idades e em todas as estações da vida. Vamos dar uma olhada no gráfico a seguir, que explica os padrões de sono de diferentes tipos de mente-corpo e quanto sono uma pessoa precisa para manter uma boa saúde de acordo com seu PDE.

Padrões de sono e requisitos das três forças

A Força Correspondente do PDE	Nível de energia pela manhã	Qualidade do sono	Padrões de sono	Média de horas de sono	Horas de sono ideais
Kapha	Dificuldade para levantar	Sono profundo – difícil de acordar	Fica acordado até tarde da noite – tende a dormir durante o dia	Oito horas ou mais	Sete horas
Pitta	Energético	Sono leve – tendência a acordar durante a noite, mas adormecer facilmente novamente	Regular – quente, suado e agitado em algumas noites	Sete horas	Oito horas
Vata	Fácil de acordar, mas cansado durante a primeira hora da manhã	Sono leve – muitas vezes acorda durante a noite e tem dificuldade em adormecer novamente	Irregular – muitas vezes tem sonhos estranhos	Seis horas ou menos	Oito horas

Terapia do sono

Todo mundo passa por períodos de problemas de sono em sua vida. Mas a insônia está se tornando um problema comum em nossa sociedade por causa de nosso estilo de vida moderno, que incentiva atividades noturnas. Hoje em dia, como muitas pessoas não conseguem dormir e descansar naturalmente, seus corpos não conseguem manter o poder de resistência potencial. Até certo ponto, podemos resolver nossos problemas de sono mantendo a disciplina de ir para a cama na hora certa e deitar, mesmo que o sono não seja uma bênção natural. Ao manter essa disciplina, sintonizamos nosso corpo e mente com um cronograma e, por fim, seremos capazes de pegar o trem do sono mais perto da hora de dormir. Lembre-se de que o sono é um fator vital na manutenção da imunidade do corpo, uma vez que algumas funções do sistema imunológico só podem ser restauradas durante o sono. Por exemplo, enquanto você está dormindo, as células do seu corpo produzem citocinas e restauram o poder de resistência, mantendo essas proteínas de suporte imunológico no sistema.

Para melhorar sua postura corporal e respiração enquanto você está na cama, escolha sua posição de dormir de acordo com seu PDE. Escolha *savasana* (postura do cadáver) para *Kapha* e *sayana balasana* (postura da criança dormindo) para *Vata*. Os dominantes *Pitta* podem escolher qualquer uma dessas duas posições. Para eles, o mais importante é sentar-se em *vajrasana* (pose do diamante) antes de dormir para acalmar a mente e relaxar os músculos dos ombros, rosto e região lombar, que podem ter ficado tensos durante o dia.

Savasana para Dominantes Kapha

Pessoas dominadas pelos elementos Terra e Água frequentemente sofrem de congestão nos canais respiratórios. Se você for um *Kapha* dominante, deite-se de costas em *savasana* (postura do cadáver) para preparar o corpo para dormir. Ao dormir, esta postura ajuda a atingir um nível máximo de fluxo de oxigênio nos pulmões e proporciona o máximo descanso para todos os sistemas do corpo. Essa postura também promove uma boa circulação sanguínea e um melhor funcionamento dos pulmões.

Vajrasana para Pitta Dominantes

Frequentemente, somos apanhados pelos confortos de nosso estilo de vida moderno, que enfraquece nossos músculos e torna nosso corpo menos flexível. Por exemplo, as cadeiras em que nos sentamos durante o dia são feitas para promover conforto, em vez de fortalecer os músculos do corpo. Se olharmos para as aldeias rurais em alguns dos países mais economicamente em desenvolvimento do mundo, podemos ver que as pessoas estão sentadas em seus quadris, quer estejam trabalhando, esperando por um ônibus ou usando seus banheiros planos no chão. Essas práticas naturais do sentar dão força à coluna e aos músculos, mesmo em idades avançadas. Mas se olharmos para os países mais industrialmente desenvolvidos, as pessoas estão usando cadeiras confortáveis, sentadas e trabalhando longas horas em seus escritórios, onde passam um terço de suas vidas, e estão tendo problemas com rigidez nos ombros e pescoço. Se você passa a maior parte do tempo trabalhando em frente ao computador ou olhando para o telefone, a condição pode ser ainda pior. Embora esses sejam problemas gerais em nosso mundo moderno, tenho visto os piores casos entre os clientes *Pitta* dominante, uma vez que seus músculos ficam facilmente tensos nesse tipo de ambiente de trabalho. Pessoas com *Pitta prakruti* podem adormecer rapidamente, mas a rigidez muscular e a dor relacionada podem perturbar o sono durante a noite.

Para se preparar para dormir, sente-se na cama com as pernas dobradas embaixo de você em *vajrasana* (pose do diamante). Deixe as palmas das mãos repousarem sobre as coxas ou joelhos e inspire e expire suavemente algumas vezes até sentir que sua mente está se acomodando em um estado de paz e seu corpo em relaxamento. Se você tiver dificuldade para dobrar os joelhos na posição de losango, coloque um travesseiro entre as panturrilhas e a parte de trás das coxas. (Se sentar em *vajrasana* for difícil para você, sente-se em uma almofada de meditação ou em uma cadeira ao lado da cama.) Depois de tomar algumas respirações relaxantes, deite-se sobre o lado esquerdo.

Coloque um travesseiro entre a parte interna das coxas e, se ainda estiver sentindo algum sinal de estresse do dia, segure outro travesseiro perto do peito enquanto se prepara para uma boa noite de sono. (Ao se preparar para dormir, refresque o quarto abrindo a ventilação ou janela para criar circulação de ar suficiente dentro).

Sayana Balasana para Vata Dominantes

Para um *Vata* dominante, a ansiedade é um dos maiores problemas relacionados à mente, e essa sensação pode ser elevada tarde da noite, antes de deitar. Por esse motivo, o Ayurveda tradicional sugere que os dominantes de *Vata* não vão para a cama deitados de costas, de frente para o teto, o que agrava a força do *Vata* e, portanto, o nível de ansiedade. Em vez disso, deite-se de bruços, dobrando parcialmente uma perna e o braço para o lado para obter um contato próximo da região do coração (tórax) com a cama, o que convida a uma sensação de aterramento. Isso é *sayana balasana*, que significa literalmente "pose de criança dormindo". Colocar um cobertor pesado sobre o corpo, especialmente sobre as pernas e quadris, também pode melhorar a qualidade do sono. (Uma ilustração de *sayana balasana* pode ser encontrada no meu site em https://janeshvaidya.com/ayurveda/Vata/)

Para reduzir o *Vata* e melhorar a qualidade do sono, beba um copo de leite vegetal quente fervido com cardamomo e açafrão. Esta bebida noturna com as receitas tradicionais do Ayurveda pode ajudar os dominantes de *Vata* a alcançar uma sensação de aterramento e, assim, dormir melhor durante a noite.

Recomendações para dormir melhor

Em um estado bem equilibrado de elementos, todos os dominantes podem adaptar qualquer postura de dormir de acordo com seu conforto. No entanto, devido ao nosso estilo de trabalho moderno e camas inadequadas, muitos de nós estão tendo dores no pescoço (na região cervical) ou nas costas (na região lombar) e rigidez ou inflamação entre as omoplatas (na região dorsal), perturbadores do nosso sono natural.

Certifique-se de que sua cama oferece o suporte de que você precisa. Na Índia antiga, os iogues dormiam em pranchas de madeira, um dos segredos por trás de seus corpos poderosos. Nos centros tradicionais de Ayurveda nas aldeias da Índia, eles recomendam que os pacientes durmam em camas feitas de madeira medicinal, como madeira de *nim* ou *kino*. A madeira para a cama de um paciente é escolhida pelo Vaidya, de acordo com o tipo de doença a ser tratada.

Para recuperar a força natural do corpo, evite camas macias para dormir. Mesmo que uma cama dura possa causar dores musculares no início, veja-a como uma dor de exercício e, em algumas semanas, observe como seus músculos estão ficando mais fortes ao se ajustar à superfície dura. (Deitar sobre uma superfície dura não é recomendado para pessoas que sofrem de artrite.)

A qualidade do seu sono também depende de como você arruma seu quarto, adaptando-o para uma boa noite de sono. Tente não usar nenhum equipamento eletrônico no ambiente de dormir. Eletrônicos com campos magnéticos ou dispositivos que transmitem ou recebem sinais externos, como telefones celulares, podem perturbar seu cérebro durante a noite. Se você tiver dispositivos eletrônicos em seu quarto, certifique-se de que eles estejam a pelo menos dois metros (seis pés e meio) de distância de sua cabeça.

Enquanto os dominantes *Pitta* devem deixar o quarto mais fresco e arejado ajustando a ventilação, os dominantes *Vata* devem manter a cama quente o suficiente com cobertores pesados. Os dominantes *Kapha* são naturalmente dotados de sono pesado e precisam se assegurar de que se levantem da cama assim que o alarme tocar pela manhã, devendo, portanto, abrir as cortinas para deixar entrar a luz do dia, reduzindo o risco de voltar a dormir. (Em países onde as manhãs são escuras na maior parte do ano, acenda as luzes do quarto para facilitar o despertar.)

Parte 4

MEDITAÇÃO – O REMÉDIO PARA SUA MENTE

Nossa mente é um conjunto de pensamentos e sentimentos momentâneos que determinam o nível de satisfação e alegria em todos os aspectos de nossa vida. Felicidade ou tristeza não depende do que possuímos ou não temos, mas do que pensamos e sentimos. E se não podemos controlar ou decidir o que queremos pensar, então não podemos realizar nossos sonhos. Em vez disso, vivemos como escravos de nossos próprios pensamentos e sentimentos pelo resto de nossa vida.

Os vírus mais perigosos permanecem em nossa mente, interrompendo nossa vida com pensamentos e sentimentos indesejados. Esses vírus mentais podem ter entrado em nosso cérebro durante os primeiros anos de nossa vida, desde uma infância difícil ou um relacionamento complicado durante nossa juventude, ou mais tarde por meio de nossas interações com a sociedade circundante. Mesmo que essas pessoas e situações tenham ido embora com o passar do tempo, os vírus que espalham pela nossa mente e permanecem dentro do nosso sistema, crescem conosco, incomodando nossa vida presente de tempos em tempos.

Todos nós já passamos por algumas dificuldades em nossas vidas e a maioria de nós acredita honestamente que superamos a dor causada por aquelas situações difíceis do passado. Porém, com base na minha experiência de trabalho com clientes em todo o mundo, percebi que a maioria de nós não está livre da dor e da vergonha causadas pelos acontecimentos durante os anos de nosso crescimento. Embora nossa mente consciente tente esquecer esses incidentes, nossa mente subconsciente é constantemente alertada pelos vírus que entraram por essas feridas. Enquanto a maioria de nós suprime as memórias difíceis e continua a viver como se nada tivesse acontecido ao nosso coração, algumas pessoas vão à terapia para encontrar soluções para curar essas feridas. Ambos os métodos funcionam até certo ponto, mas não completamente.

Desde os tempos antigos, a meditação é considerada um medicamento natural e uma terapia de autocura, que pode ser praticada para limpar a mente de vírus do passado de forma permanente. Nesta seção do livro, apresento a melhor parte da meditação que pratico com o apoio da sabedoria de meus ancestrais, que me ajudou a superar as tristezas da minha infância. As meditações me ajudaram a compreender não apenas o significado de tudo o que aconteceu em meus primeiros anos de vida, mas também como essas experiências desempenharam um papel em derreter meu coração e me moldar na pessoa que sou agora.

Todos nós temos algo em nosso passado para curar, cumprir e perdoar. Que esses métodos de meditação também ajudem você a atingir seus objetivos e a realizar seus sonhos no futuro.

Capítulo 15

SUA MENTE É O ARQUITETO DA SUA VIDA

Neste capítulo apresentarei os fatores influentes da mente que moldam nossa personalidade central e criam nosso relacionamento com o mundo exterior e com nossa própria vida. Considerando que toda atitude que temos é a roupa de nossa mente, ela afeta também as outras pessoas que encontramos em nossa vida pessoal e profissional. Então, no próximo capítulo, apresentarei técnicas mentais tradicionais que podem ser usadas em sua prática diária para libertar sua mente dos padrões mais difíceis que você pode enfrentar em seus relacionamentos.

Nossa saúde, assim como nossa imunidade dependem não apenas do que comemos fisicamente, mas também do que ingerimos como alimento mental e de como o processamos em nosso corpo intelectual. Considerando que as funções do nosso corpo e da nossa mente estão entrelaçadas, o que quer que aconteça em um afetará o outro. Portanto, se quaisquer pensamentos ou sentimentos criarem uma energia negativa da mente, isso afetará a saúde do corpo ao obstruir o funcionamento normal de nossos sistemas, desfiando, assim, nosso poder imunológico natural.

Como o ditado diz "mente ociosa é oficina do diabo", se não nutrirmos nossa mente com alimentos orgânicos – e com isso quero dizer pensamentos criativos e inspiradores – estaremos nos ocupando de pensamentos doentios e pessimistas: comida venenosa que cria sentimentos esquisitos por dentro. Muitas pessoas acreditam que a positividade é um sentimento natural e que não precisamos trabalhar para criá-la em nossa vida diária. Em vez disso, acham que a positividade virá à nossa mente quando for a hora certa ou quando tudo funcionar bem em nossa vida. Porém, considerando a quantidade de negatividade que existe em nosso mundo, precisamos treinar nossa mente todos os dias e desenvolver a capacidade de absorver a energia positiva de cada situação. Do contrário, se não alimentarmos nossa mente a tempo, então, como um cavalo faminto, ela sairá e pegará comida por conta própria e, muito provavelmente, vai encontrá-la na pilha de lixo: pedaços de negatividade que outras pessoas jogaram fora, resíduos que podem envenenar o corpo mental. Quando entendemos isso, podemos criar o hábito de praticar algumas técnicas cognitivas todos os dias para alcançar a imunidade psicológica de que precisamos para resistir a qualquer tipo de negatividade que tenta invadir nossa mente e criar doenças em nosso sistema mental.

Considerando o fato de que milhares de pensamentos passam pela mente humana todos os dias, pergunte-se: entre seus pensamentos diários, quantos são realmente edificantes? É bom lembrar que a mente é a arquiteta de nossa vida. Nossos pensamentos são o ponto de partida de todas as nossas ações, e cada uma dessas ações é a base de nossa saúde e bem-estar, para que possamos entender o que estamos realmente fazendo da vida, processando pensamentos estressantes, ansiosos e deprimidos em nosso cérebro.

Todos nós sabemos que, se pensássemos que tínhamos escolha, não escolheríamos os pensamentos que nos dão uma sensação desconfortável em nossa mente, o que significa que não selecionaríamos um pensamento que nos deixaria estressados, ansiosos ou tristes. Mas na maioria das vezes, sentimos que nossos pensamentos não são uma escolha consciente. Isso acontece quando não temos uma boa conexão com nosso mundo interior; ou, dito de outra forma, perdemos o controle de nossa mente quando nossa consciência vive apenas no mundo exterior.

A maneira de voltar ao nosso mundo interior e assumir a liderança de nossa mente é praticar a meditação, que pode nos ajudar a nos conectar com nosso verdadeiro eu e a compreender a nós mesmos e nossas habilidades e limitações em um nível mais profundo. E uma vez que nos entendemos é possível entender outras pessoas em nossas vidas também e estabelecer relacionamentos melhores com elas, construindo pontes de comunicação entre nossos corações.

A meditação é o remédio da mente. A prática regular desse antigo exercício mental vai ajudar a rejuvenescer sua mente, limpando-a dos pensamentos e sentimentos tóxicos diários que se acumulam nas células cerebrais. Em nossas vidas ocupadas, muitas vezes esquecemos de cultivar as sementes mais importantes de pensamentos que podem se transformar em sentimentos frutíferos. O que quer que ganhemos em nossa vida, quem quer que encontremos em nosso caminho no final do dia, podemos retornar à nossa própria mente e contemplar os sentimentos gerais de nossas experiências naquele dia. Ao compreender e perdoar nossos erros e limpar quaisquer sentimentos de tristeza, culpa ou ansiedade, podemos preparar nossa mente para uma boa noite de sono e nos preparar para outra jornada no próximo amanhecer. Quando acordamos na manhã seguinte com pensamentos renovados, mais uma vez em busca de novas experiências, continuamos a caminhar pelas mesmas ruas, mas com sentimentos mais enérgicos e positivos em mente.

Compreendendo a si mesmo e aos outros

Com a sabedoria do Ayurveda, você pode compreender outras pessoas em um nível mais profundo, o que ajuda a estabelecer um relacionamento melhor com o coração de cada um. Mas antes de tentar compreender o outro, compreenda-se melhor, conhecendo e aceitando todos os seus lados. Embora algumas de suas características possam ter sido evidentes desde o nascimento, outras você desenvolveu por meio de situações de vida que vivenciou. Isso significa que, de acordo com o Ayurveda, todas as características físicas e qualidades mentais que você teve desde o início de sua vida são atributos de sua força dominadora no momento de seu nascimento e são consideradas sua personalidade central. Quando passamos muito tempo com alguém, precisamos entender a nossa própria personalidade, bem como a da outra pessoa, o que ajuda a evitar conflitos e decepções entre os dois.

Por exemplo, suponha que sua força dominante de nascimento seja *Pitta* e você está morando com um parceiro que também exerce esse domínio. Uma vez que as características essenciais de *Pitta* são intensas, aventureiras e intelectuais, em um estado de equilíbrio você se sente forte e apaixonado em seu relacionamento. Mas durante tempos de desequilíbrio nos elementos Fogo e Água, o *Pitta* agravado mostra os sintomas de estresse e raiva, e vocês dois se tornam dominadores e argumentativos, fechando todos os lados bons de suas personalidades essenciais, o que cria conflito no relacionamento.

Podem surgir problemas em todos os relacionamentos, podendo variar dependendo das forças que o casal tem como dominante de nascimento, bem como de seu atual estado de desordem. Se duas pessoas em um relacionamento são dominadas pela mesma força, ou têm diferentes forças dominantes de nascimento (por exemplo, uma pessoa é dominada por *Kapha* e a outra por *Pitta*, ou um é *Kapha* e o outro *Vata*, ou qualquer outra combinação), então, em um estado estável, eles mostram as boas qualidades de suas personalidades essenciais e crescem juntos no relacionamento. Mas em um estado instável, eles mostram os sintomas de suas forças agravadas, o que prejudica sua conexão mútua e todos os lados positivos do relacionamento. Portanto, para estabelecer um bom relacionamento com outra pessoa, seja um em sua vida pessoal, seja na profissional, é importante conhecer o núcleo da personalidade, a força que domina o nascimento da outra pessoa e também a sua, e compreender o efeito que os elementos desequilibrados e suas forças associadas podem ter no comportamento de uma pessoa.

Um problema fundamental neste mundo é (e sempre foi) a falta de compreensão entre os humanos. Isso leva a conflitos entre famílias, disputas na sociedade e guerras entre países. Como discutimos anteriormente, se conhecermos a personalidade central de cada pessoa em nossa vida e compreendermos a ciência comportamental por trás dos diferentes tipos de personalidade, podemos lidar com os humanos em nossa sociedade de uma maneira muito melhor e evitar ficarmos chateados ou com raiva em resposta ao seu comportamento inesperado em momentos diferentes e em várias situações. Em vez disso, podemos observá-los pacientemente, compreender a força funcional por trás de cada personalidade e agir ou reagir de acordo.

Se meus clientes me disserem que odeiam seu chefe porque nada está funcionando de maneira eficiente em seu escritório, posso responder com sinceridade que já presumia que fosse esse o caso. Quando me perguntam como eu poderia saber isso sobre a situação em seu escritório antes mesmo que me contassem, para sua perplexidade, continuo minha explicação sobre as características de seu chefe, que nunca conheci. Eles se perguntam como eu poderia saber tudo isso. A resposta é que meu conhecimento é baseado na matemática simples do Ayurveda: se meu cliente é um *Pitta* dominante, com um *vikruti* naquela força, e está trabalhando sob uma pessoa que é *Kapha* dominante (talvez até mesmo com um *Kapha vikruti*), não é à toa que meu cliente fica frustrado com a lentidão com que o chefe toma decisões e com a falha em implementá-las com eficiência no escritório. O que sugiro nesta situação é compreender e focar nas boas qualidades de ambas as forças e aprender com elas, inspirando-se mutuamente em vez de entrar em conflito. Isso pode ajudar as duas personalidades a crescer em seus campos e a trabalhar em um ambiente tranquilo e nutritivo.

Vivemos em uma sociedade onde temos que interagir com diferentes tipos de pessoas em todas as áreas da vida, o que significa que se você conhecer as características gerais de cada pessoa, poderá facilitar sua vida. Imagine que você vai dar uma festa para seus amigos em sua casa e sabe que alguns deles são dominantes *Kapha*, outros dominantes *Pitta* e outros, ainda, dominantes *Vata*. Com essa consciência, você conhece seus pontos fortes e fracos e sabe quem é mais pontual e quem tem problemas em cumprir promessas. Agora, suponha que você queira que todos estejam presentes em sua festa até as 18h. Como você sabe que os dominantes *Pitta* normalmente são pontuais, peça a eles que estejam na sua casa na hora certa. Mas como os dominantes *Kapha* são descontraídos em seu caráter básico, você diz a eles para chegarem às 17h, sabendo que provavelmente se atrasarão e chegarão por volta das 18h. Como seus amigos dominados por *Vata* são bastante artísticos e têm dificuldade em cumprir uma programação, ligue para eles no mesmo dia para lembrá-los da festa e se preparar para não ficar chateado se eles não aparecerem na hora ou não chegarem. Aqui você pode ver como, com a ajuda do Ayurveda, vai poder lidar melhor com uma situação, conhecendo as personalidades distintas das pessoas em sua vida.

Considerando o fato de que vivemos em uma sociedade formada por personalidades diferentes, para termos sucesso em nossa vida pessoal e profissional precisamos praticar a arte de lidar com habilidade com a mente das outras pessoas. Para interagir com todos os tipos de pessoas em nossa vida e lidar com seu comportamento de forma eficaz, precisamos aprender técnicas para compreender e conduzir a mente por um caminho de luz em vez de escuridão – não falo apenas das mentes de outras pessoas que aparecem em nosso caminho, mas também da nossa própria mente em nossa jornada de vida. Quer você seja um líder, quer seja um empresário, quer seja apenas um ser humano que deseja ter sucesso em todas as áreas da vida, é imprescindível aprender as técnicas básicas para direcionar sua mente.

Para aprender a arte de dirigir a mente, para que ela galope como um cavalo obediente na pista, é preciso praticar com a própria mente, com a máxima disciplina e paciência. No capítulo seguinte, você vai aprender duas das principais técnicas de meditação que costumo compartilhar com meus clientes para se acalmarem e encontrarem paz interior. Essas práticas mentais podem ajudá-lo a se concentrar em seu trabalho e a estar presente em sua vida pessoal, sem as perturbações de seus pensamentos e sentimentos estressantes usuais.

Capítulo 16

MEDITAÇÃO PARA SEU PODER IMUNOLÓGICO MENTAL

Neste capítulo, darei a você dois tipos de prática mental. Enquanto a primeira é uma ferramenta para escanear sua mente para encontrar os vírus virtuais que frequentemente perturbam seu mundo interior e geram diferentes problemas mentais em sua vida diária, a segunda técnica de meditação é útil para desarmar esses vírus prejudiciais reprogramando sua mente com alegria e sentimentos pacíficos apoiados por pensamentos afirmativos. Você também encontrará diretrizes para configurar sua prática de meditação de acordo com sua força dominadora, que é controlada por seu PDE, seus Elementos Atualmente Dominantes.

A meditação é uma prática disciplinada da mente, e uma vez que você atingir uma mente meditativa por meio da prática contínua e focada, vai poder lidar com as situações difíceis do seu dia a dia, mantendo um estado mental estável e calmo ao lidar com seus pensamentos e sentimentos de forma madura.

O principal desafio que poderá enfrentar durante a prática é a reação de sua própria mente. Você pode superar os desafios iniciais apenas por meio da determinação e da compreensão desses conflitos internos. Durante a prática, poderá sentir que está consertando um navio que está afundando no meio do oceano, enquanto está no mesmo navio, sua mente. Mas depois de reparar o "navio", você pode continuar a viagem, aproveitando o resto da aventura ao longo das ondas sem fim do oceano, sua vida.

Durante a prática, considere a meditação como uma jornada mental nas asas da sua imaginação. Se você for um iniciante nessa prática, lembre-se de que tudo que obstrui sua imaginação ou julga sua mente criativa pode ser um obstáculo e trazer sua mente de volta ao mesmo buraco de pensamentos inquietos. Durante a sua prática, analisar o comportamento de sua mente com base em seus pontos de vista científicos pode ser um obstáculo para mergulhar profundamente na técnica da meditação. Suspeito que alguns dos meus alunos provavelmente nunca serão capazes de meditar, seja por causa de sua dificuldade em imaginar algo que não conseguem entender com seus cinco sentidos, seja porque têm problemas para mudar sua crença de quem eles pensam que são agora para quem eles realmente estão em seu mundo interior. Isso os impedirá de alcançar uma experiência espiritual nesta vida.

Como primeiro passo da meditação, sugiro que você pratique a paciência e tente não ser ambicioso demais em nenhum momento do seu *sadhana*, sua prática, pois isso só o deixará desapontado e tornará mais difícil entrar em um estado mental de paz. A única coisa que você precisa fazer agora é despertar sua imaginação praticando as seguintes técnicas de meditação com alegria e esperança em sua mente.

Svadhyaya (autoestudo)

Em nosso sistema educacional moderno, treinamos nossa mente aprendendo tudo de fora, enquanto nos antigos estudos védicos, cada indivíduo educava sua mente por meio do trabalho introspectivo e usava o mundo exterior apenas como uma tela na qual projetar as informações que obtiveram de seu mundo interior. Isso significa que cada indivíduo fez sua parte para moldar o mundo, contribuindo com seus talentos únicos de sua mente para a sociedade, enquanto nós, no mundo moderno, somos compelidos a moldar nossa mente para conectar nossa vida ao sistema existente do mundo, sem considerar nossos talentos reais. Por causa do nosso moderno sistema educacional, grande parte dos talentos não está tendo a oportunidade de atuar diante do mundo, por isso muitas pessoas vivem insatisfeitas e decepcionadas com a vida, sem saber o real significado de fazer parte deste Planeta.

A maioria das pessoas fica confusa sobre seus talentos internos, que ficam ocultos até que sejam praticados repetidamente durante toda a vida. E muitas pessoas estão deixando este Planeta sem encontrar suas qualidades genuínas. Elas passam a vida inteira ouvindo as vozes externas, seguindo as pegadas das pessoas que caminharam antes delas e acreditando em tudo o que aprenderam do mundo exterior, mas esquecendo de ouvir, pelo menos por alguns segundos, sua própria voz, passam a vida com medo de seguir os desejos do seu coração. Se elas tivessem feito isso pelo menos uma vez na vida, teriam plantado a semente de outra crença em suas mentes e poderiam ter vivido uma vida diferente; uma vida de satisfação, alegria e paz.

Lembre-se de que você não está morto e que não perdeu a chance de aproveitar a vida ao máximo; como milhões de pessoas antes de você. Respire fundo e saiba que ainda está vivo, e que tem tempo suficiente para fazer mudanças radicais em sua vida, alterando seus pensamentos, suas crenças e atitudes. A única coisa que você precisa fazer agora é sair da procissão da sociedade, onde todos caminham com o mesmo tipo de objetivo, o mesmo desejo, que não é pessoal, não é seu objetivo ou sua vontade. Assim que sair dessa sintonia, você verá tudo com clareza. Você saberá o que realmente deseja e o que não deseja. Saberá exatamente como deseja sentir e viver esta vida. E passará a reconhecer a fonte de seus pensamentos e sentimentos inquietantes que estão criando o estresse e a ansiedade para alcançar algo sem sentido neste Planeta, que já foi o combustível de sua mente superambiciosa e da fórmula da sociedade para ser um ser humano de sucesso. A partir de agora, você saberá que foi uma força externa que invadiu seu sistema desde os primeiros anos de sua vida e se tornou um ditador de sua mente. E saberá que é hora de retornar a um estado de espírito onde a paz e a alegria existe, sem a dicotomia de ganhar ou perder, merecer ou ter, mas, sim, de ser como você é em seu mundo interior.

Vírus Mentais

Concordo que nenhuma mente pode mudar da noite para o dia, considerando o fato de que as crenças de uma pessoa estão enraizadas em seu passado. Todos nós nascemos com uma memória vazia, que é como o disco rígido de um novo computador. À medida que passamos por diferentes estágios da vida, da infância à juventude, à meia-idade e à velhice, assim como o disco rígido de um computador, nossa memória armazena milhões de programas que se tornaram nossas crenças na vida. Enquanto algumas crenças nutrem nossa vida, algumas delas impedem que nossa mente cresça ainda mais. Mesmo crenças semelhantes podem ter efeito oposto na vida de diferentes pessoas. Por exemplo, se uma pessoa acredita na presença de Deus e vive uma vida honesta como resultado dessa crença, então isso está ajudando-a a desenvolver boas qualidades e hábitos na vida. Outra pessoa pode acreditar no mesmo Deus, mas devido a sua crença cega de que Deus existe apenas em sua religião e o único caminho para Ele é através da prática dos rituais de sua doutrina, ela pode se tornar fanática e desrespeitar as pessoas de outras religiões ou práticas religiosas. Enquanto a primeira crença sobre Deus nutre as boas qualidades daquela pessoa, a mesma crença nutre as más qualidades da outra e restringe seu desenvolvimento mental.

Sejam as opiniões pessoais, sociais, políticas ou religiosas, ou sobre qualquer outro aspecto da vida, é bom lembrar que nossa vida geral resulta de um conjunto de crenças que foram plantadas em nossa mente ao longo dos anos; enquanto crescermos, como uma figueira-da-índia, as raízes de nossas crenças se espalharão e se aprofundarão nas camadas desconhecidas da terra. O que vemos como nosso corpo físico externo é como as folhas e galhos da árvore. Mas o núcleo da árvore, nossas crenças profundas, é nutrido pelas raízes que são invisíveis e escondidas sob a terra.

Por meio da prática da meditação, você pode esquadrinhar sua mente e compreender as raízes de seus pensamentos e crenças e monitorar se há alguma crença que permaneceu em sua mente por muito tempo como um vírus, obstruindo seu crescimento mental. Embora às vezes você possa reconhecer seus vírus, não é tão fácil limpar seu cérebro como é com o disco rígido de seu computador. Depois de encontrar seus vírus, use o próximo exercício, a técnica de vacinação mental, que ajudará a evitar que novos vírus infectem sua mente durante a criação de pensamentos e sentimentos.

Para trazer esses métodos para sua vida, começaremos com a primeira prática autodidata, que é uma meditação de varredura da mente. Depois de encontrar os vírus em sua mente, você pode passar para a segunda prática, a técnica de vacinação. Enquanto a primeira prática vai ajudar você a encontrar as causas primordias de seus problemas mentais, a segunda vai ajudar a desarmar esses vírus como um antivírus que foi atualizado para sua mente.

Meditação de varredura mental

Você é o resultado do seu passado e, para se compreender mais profundamente, precisa entender o que viveu e como chegou a este ponto da sua vida.

Preparação:

- Escolha um dia com tempo suficiente para ficar sozinho.
- Traga um caderno e uma caneta e, se necessário, uma almofada para sentar e um xale para enrolar em torno de você.
- Encontre um lugar tranquilo, em sua casa ou na natureza, e sente-se em sua postura de meditação preferida.
- Encontre sua postura e passe alguns minutos observando o estado atual de sua mente e corpo.
- Imagine que sua mente é uma casa com dois níveis. O primeiro nível é a área de estar onde costuma ficar, e o nível do subsolo é a adega, onde você guarda suas memórias antigas. Imagine que há vinte e um degraus que levam ao porão do primeiro nível de sua casa. Com essa imagem em mente você está pronto para iniciar a meditação de exploração da mente.

Instruções:

1. Respire suavemente, inspirando e expirando, e imagine que você está no primeiro andar, no topo da escada que leva ao porão.

2. Imagine-se descendo lentamente as escadas até o porão – a parte subconsciente de sua mente – um passo de cada vez, em sintonia com sua respiração. Cada vez que você inspira e expira, dê um passo para baixo, contando silenciosamente a partir de vinte um a zero. A próxima etapa será vinte, a próxima dezenove e assim por diante, até chegar ao porão do zero. Este exercício de respiração, combinado com a contagem reversa, é um método de auto-hipnotização usado para trazer sua mente para o seu mundo interior e preparar sua consciência para a meditação.
3. Ao chegar ao porão, procure a primeira lembrança de sua vida. Por exemplo, você pode ter uma vaga ideia sobre algumas imagens ou eventos desde os primeiros estágios de sua infância. Pense nessas memórias e tente adicionar mais imagens ao seu redor. Lembre-se dos rostos e dos lugares que o influenciaram nos primeiros anos de sua vida. Uma dica é começar com algumas lembranças dos dois ou três anos e estudar essas imagens como se estivesse assistindo a um filme no cinema. Tente lembrar de algumas imagens de sua casa, onde você costumava brincar ou onde aprendeu a andar, ou veja se consegue se lembrar de seus brinquedos, roupas ou cores favoritas.
4. Passe pelo seu período de crescimento, da infância à juventude e à idade atual, relembrando cenas de cada idade. Observe o seu crescimento como se você fosse o personagem principal de um filme que se desenvolve com a história. Por exemplo, veja seus primeiros dias de escola, colegas de classe, professores e alguns eventos desses anos. Ou relembre seus gostos e desgostos, seus hobbies e suas músicas, filmes, estilos de moda e ídolos favoritos durante sua adolescência. Em seguida, tente se lembrar dos dias em que você terminou seus estudos e saiu de casa, procurando um emprego, encontrando um relacionamento amoroso, etc.
5. Depois de terminar de relembrar suas antigas memórias, caminhe lentamente do porão até o primeiro andar – a parte consciente de sua mente – dando os passos um a um com a contagem de sua respiração. Cada vez que você inspira e expira, dê um passo

para cima, contando silenciosamente o primeiro passo como um, depois o próximo passo como dois e o próximo como três, até chegar ao primeiro andar na contagem de vinte e um.

6. Sente-se um pouco com os olhos fechados, tomando consciência dos sons ao seu redor e da sensação do ar contra a sua pele, dando à sua mente tempo para pousar no presente.
7. Abra lentamente os olhos e escreva onze lembranças felizes da sua vida e onze tristes que você recordou durante a meditação.

Mais tarde, leia os momentos felizes e tristes e pense sobre como esses eventos afetaram você e ajudaram a moldar sua personalidade atual. Veja a influência indireta dessas tristes lembranças neste momento da sua vida. Se algum desses incidentes o está incomodando atualmente (consciente ou inconscientemente), marque-os como programas de vírus ainda em execução em seu cérebro e prepare-se para o próximo estágio: limpar esses programas negativos de sua mente.

Técnica de vacinação mental

Esta técnica é uma continuação do exercício anterior, a meditação de varredura. No entanto, sugiro que você reserve pelo menos algumas horas, ou mesmo um dia, antes de fazer a segunda técnica.

Preparação:

- Escolha um dia com tempo suficiente para ficar sozinho.
- Traga uma caneta e o caderno que você usou para a meditação de varredura mental e, se necessário, uma almofada para se sentar e um xale para enrolar em torno de você.
- Encontre um lugar tranquilo em sua casa ou na natureza e sente-se em sua postura de meditação preferida.
- Use a técnica de meditação com a qual você está mais familiarizado para se preparar para o próximo exercício. (Você encontrará diretrizes para meditação posteriormente neste capítulo.) Sugiro que você gaste pelo menos quinze minutos em meditação antes de continuar com as instruções a seguir.

Instruções:

Abra seu caderno e leia sua lista das onze memórias felizes e onze tristes que você escreveu após a meditação de varredura mental.

Pegue os incidentes mais tristes do seu passado e pense sobre os sentimentos opostos desses acontecimentos. Por exemplo, se você teve uma infância difícil ou se ainda guarda a memória de um acontecimento triste que aconteceu nos primeiros anos de sua vida, pense no que poderia ser melhor se você tivesse a chance de mudar esses incidentes. Tente ver isso como um quebra-cabeça onde você pode usar seu cérebro para mudar o comportamento das pessoas envolvidas, o humor da situação, etc.

Agora, enquanto estiver reescrevendo o drama que um dia foi sua vida, você está livre para mudar tudo de acordo com o que quiser, não de acordo com sua memória. Para cada triste incidente em sua vida, escreva sua memória real e, em seguida, escreva seu desejo de como você gostaria que fosse. Ao praticar este quebra-cabeça, você pode ver que todos os personagens do passado são como fantoches em seus dedos e que você controla a situação.

Lembre-se de que todos nós temos algumas experiências tristes de nosso passado que existem apenas em nossa memória. Mas ainda reagimos indiretamente a esses incidentes quando encontramos ou pensamos sobre pessoas daquela época e quando nos deparamos com situações semelhantes. Por exemplo, durante as sessões de desenvolvimento da mente, frequentemente encontro clientes que guardam sentimentos de raiva em relação aos pais. Esses sentimentos de sua infância cresceram em sua mente ao longo dos anos. Aconselho-os a olhar para os pais como filhos e ver suas ações desse ponto de vista. Ao mudar seu ponto de vista, esta técnica simples de vacinação lhes dá alívio de seus pensamentos negativos quando interagem com seus pais.

Com a mente calma, observe as memórias mais tristes de sua vida e abra-as, uma a uma, para um estudo detalhado. Acredite que tudo o que aconteceu está apenas no passado, e que a coisa mais importante em sua vida presente é que você ainda está vivo neste Planeta.

Se precisar, você pode passar algum tempo meditando entre cada lembrança para se ancorar ao momento. O uso da vacinação mental é simples. Com essa técnica, você se lembra de um incidente triste e, ao encontrar um aspecto positivo dessa situação (olhando de outro ponto de vista), injeta o novo aspecto em sua mente. Assim, você pode mudar a situação e o comportamento das pessoas envolvidas de acordo com o que gostaria que tivesse acontecido, em vez do que armazenou como suas memórias. A razão de termos esse drama em nosso mundo interior é porque não podemos mudar nosso passado, mas se deixarmos essas memórias tristes permanecerem em nossa mente, elas podem ter um efeito negativo em nosso presente e futuro.

É seu dever resgatar sua mente das tristes lembranças. Quando uma memória triste entrar em sua mente, diga a si mesmo o seguinte:

1. Está tudo no meu passado. Se eu neutralizar essas memórias, nenhum dos incidentes afetará minha vida presente ou futura.
2. O que quer que tenha acontecido eu não me vejo como uma vítima. Em vez disso, vejo as experiências e situações difíceis do meu passado como passos necessários para a minha vida presente.
3. Esses incidentes foram as maiores lições da minha vida, o que não só me trouxe tristeza, mas também deu à minha mente uma força invisível.

No final da prática, sente-se com os olhos fechados e observe seu corpo e sua respiração. Libere qualquer tensão acumulada no corpo com suas exalações e deixe sua mente descansar, permitindo que os pensamentos entrem e saiam sem se apegar a eles.

Lembre-se de que você não precisa passar por todo o processo de vacinação da mente de uma vez. Reserve um tempo para se familiarizar com os exercícios e familiarizar-se passo a passo com sua natureza interior. É importante que você sinta que está em um local seguro enquanto pratica a meditação.

Tente ficar com a mente tranquila depois de meditar, evitando estímulos externos da televisão, do computador ou de dispositivos móveis por pelo menos trinta minutos ou mais, se necessário.

Diretrizes de meditação para as três forças

A meditação, em sua forma mais básica, é uma prática mental disciplinada para alcançar a consciência de nosso mundo interior, nossos pensamentos, sentimentos e emoções. Mesmo que a mente seja o principal praticante neste exercício, precisamos treinar o corpo para lidar com essa prática mental. Isso significa que devemos preparar nosso corpo para que possamos mergulhar fundo em nossa mente e começarmos nossa jornada interior. Sugiro que você siga as orientações fornecidas aqui com algumas recomendações específicas para sua força dominadora, que é controlada por seu PDE (os Elementos Atualmente Dominantes) em seu sistema mente-corpo. Você encontrará mais instruções sobre como ajustar seu corpo e mente nos próximos dois capítulos sobre a terapia de Ioga Ayurveda.

Sente-se

Ao meditar, sugiro que se sente com as pernas cruzadas no que chamamos de *siddhasana* (ou uma variação como *sukhasana* ou *padmasana*). Sente-se em um travesseiro, se necessário. O mais importante é sentar-se com os quadris mais altos do que os joelhos. Se necessário, coloque travesseiros sob os joelhos também. Se for muito difícil para você sentar com as pernas cruzadas no chão ou em uma almofada, sente-se em uma cadeira. (É importante que você mantenha uma postura ereta enquanto medita, então tente evitar cair em um sofá ou cadeira confortável.)

1. Sente-se no chão com as pernas esticadas à sua frente.
2. Dobre o joelho esquerdo e traga o calcanhar esquerdo para perto do corpo, colocando-o na região da virilha.
3. Flexione o joelho direito e mova-o em direção à frente do tornozelo esquerdo.
4. Você pode optar por deixar os pés onde estão agora ou levantar o pé direito e colocá-lo no tornozelo esquerdo. Nesse caso, aproxime o calcanhar direito da região da virilha. Deslize os dedos do pé direito no espaço entre a panturrilha esquerda e a coxa.

5. Coloque as mãos em cada joelho, com as palmas para cima ou para baixo, de acordo com as instruções para *Kapha*, *Pitta* e *Vata* posteriormente neste capítulo.

Lembre-se de alternar a posição das pernas diariamente para evitar a criação de padrões de movimento irregulares nos joelhos e quadris. Isso significa, por exemplo, que se sua perna direita estiver por cima um dia, coloque a perna esquerda por cima no dia seguinte.

Independentemente da posição sentada que escolher, certifique-se de manter um bom comprimento de sua coluna, tendo em mente que você deseja manter um arco natural da coluna. A postura deve ser ativa, mas não rígida. Se necessário, para manter o comprimento na nuca, você pode dobrar ligeiramente o queixo.

Deixe seus olhos fecharem suavemente. Mantenha o rosto relaxado, suavizando os músculos ao redor dos olhos e das orelhas. Libere qualquer tensão na mandíbula, aplicando um sorriso gentil aos lábios. Certifique-se de não cerrar os dentes ou pressionar a língua contra o palato da boca.

Eu recomendo que você respire pelo nariz enquanto medita, pois isso manterá a respiração estável e a mente focada.

Escolha uma âncora

Quando você se sentar para meditar, é provável que encontre diferentes distúrbios do corpo e da mente. Isso é natural e não há nada com que se preocupar. Para ajudar a enfrentar as distrações físicas e mentais, sugiro que escolha uma âncora simbólica que irá centralizá-lo e trazer sua atenção de volta ao momento. Você pode escolher uma das seguintes âncoras ou encontrar a sua própria:

- Sua respiração
- Sons ao seu redor
- As sensações em suas mãos/palmas

E então comece

Encontre um espaço tranquilo, onde possa sentar-se sem ser incomodado. Passe algum tempo sentado na posição que melhor corresponda ao seu estado físico. Explore seu corpo para ter a certeza de que encontrou o alinhamento adequado e permita-se liberar qualquer tensão em seu corpo e mente. Reconheça seu estado físico e mental atual sem julgamento.

Gentilmente, chame sua atenção para a âncora escolhida ou, se preferir, escolha um dos conjuntos de diretrizes de meditação descritos aqui para as três forças de *Kapha*, *Pitta* ou *Vata*, dependendo do seu PDE.

Diretrizes de meditação para Kapha

Postura: para contrariar a tendência de se curvar, uma pessoa com dominação *Kapha* precisa dar mais atenção à manutenção de uma posição sentada forte e ereta. Uma almofada, banquinho ou cadeira pode ajudá-lo a se levantar se você tiver tendência a cair para a frente.

Mudra: escolha uma posição para as mãos que promova clareza mental e o energize fisicamente, de preferência com as palmas voltadas para cima. Coloque as mãos sobre os joelhos, com os braços ativos e o peito largo e ligeiramente levantado. Dobre os dedos indicadores para que criem círculos, com a ponta de cada dedo indicador tocando a base do polegar. Alongue os outros três dedos o máximo possível, sem forçar os músculos da mão.

Técnica de meditação: a cada inspiração, levante o corpo e alongue a coluna. Imagine uma linha de energia que vai da base da espinha ao topo da cabeça. Mantenha essa sensação de leveza na expiração. Isso o ajudará a ficar alerta durante a meditação.

Diretrizes de meditação para Pitta

Postura: para os dominantes *Pitta*, especialmente se estiver em estado de excesso, existem duas áreas do corpo que precisam de cuidados extras no início de uma sessão de meditação: os ombros e o Plexo Solar. Antes de se sentar, deite-se no chão por alguns momentos, com as palmas das mãos apoiadas suavemente na barriga, logo acima do umbigo. Deixe o toque das mãos dissipar qualquer estresse ou sensação de constrição na área do Plexo Solar. Quando se sentir pronto, encontre lentamente o caminho até a posição sentada preferida, mantendo a maciez do tronco. Coloque as mãos sobre os joelhos e mova o foco para a área dos ombros. Com uma expiração, libere qualquer tensão em torno dos ombros, pescoço e omoplatas.

Mudra: como um *Pitta* dominante, você pode escolher colocar as mãos nos joelhos com as palmas voltadas para cima ou para baixo. Eu recomendo que você escolha a opção que coloca menos pressão sobre seus ombros. Deixe a ponta de cada dedo indicador tocar a ponta do polegar, formando um círculo. Amoleça os músculos das palmas das mãos e dos dedos e permita que o relaxamento se espalhe ao longo dos braços até os ombros.

Técnica de meditação: com esta técnica de meditação quero encorajá-lo a suavizar seu foco, bem como sua ambição. Esta é uma oportunidade para a sua mente competitiva relaxar. Lembre-se de que não há nada que precise alcançar neste momento. Permita-se seguir os passos abaixo apenas observando a sensação de sua respiração.

Ao longo da sessão, deixe sua respiração fluir em um ritmo natural, sem tentar controlá-lo. O ritmo da respiração pode mudar dc um dia para o outro ou mesmo durante uma sessão. Observe essas mudanças sem julgar ou criticar. Nas primeiras vezes que você tentar esta técnica de meditação sugiro que continue com a primeira prática, passo 1. Depois de algumas sessões, você pode adicionar a próxima etapa à sua prática e assim por diante. No entanto, sempre acompanhe cada etapa por algumas respirações antes de continuar.

1. Perceba a respiração quando ela entra e sai pelas narinas.
2. Expanda sua consciência para as passagens nasais.
3. Enquanto ainda está ciente do ar entrando e saindo pelas narinas e pelas fossas nasais, experimente a sensação do ar quando atinge o fundo da garganta e a traqueia.
4. Siga o fluxo do ar que entra pelas narinas e flui pelas fossas nasais e pela traqueia, enchendo e depois deixando os pulmões para retornar pela traqueia e sair pelas narinas.

Durante a prática, se você notar que está se sentindo estressado ou agitado, faça uma anotação mental dessa sensação e em seguida continue com a prática.

Diretrizes de meditação para Vata

Postura: para pessoas com excesso de *Vata*, recomendo usar uma cadeira apenas se for absolutamente necessário, pois sentar no chão o deixará mais aterrado e estável. Vista roupas suficientes para mantê-lo aquecido e enrole um xale ou cobertor em volta dos quadris se estiver meditando em um ambiente frio.

Mudra: coloque as mãos sobre os joelhos, com as palmas voltadas para baixo. Faça um círculo com cada polegar e dedo indicador, deixando a ponta do dedo indicador tocar a ponta do polegar.

Técnica de meditação: comece sua sessão de meditação convidando sua mente a pousar em seu corpo. Aterre-se ao tomar consciência das áreas em que seu corpo está tocando o solo. A cada expiração, direcione o fluxo de energia para a região pélvica, tornando sua postura estável e segura. Cada vez que você inspira, certifique-se de que um sentimento enraizado o mantém conectado com seu assento seguro, tanto física quanto mentalmente.

Para equilibrar ainda mais os elementos de Ar e Éter que controlam a força de *Vata*, podemos adicionar um mantra à prática de meditação.

Mantra opção um:

Ouça o som de sua respiração. Ao inspirar, você ouvirá o som "*So*" e, ao expirar, ouvirá "*Ham*".

Mantra opção dois:

A cada inspiração, diga ativamente a palavra "*So*" e, a cada expiração, diga "*Ham*". Você pode dizer as palavras em voz alta ou apenas sentir a vibração interna enquanto forma os sons com sua mente.

O mantra "*So-Ham*" leva o praticante à paz e a uma melhor concentração. Muitas vezes traduzido como "*eu sou*" ou "*eu sou o que sou*", mas isso pode ser entendido mais profundamente se imaginar que, ao inspirar, você se enche de energia vital ("*So*" = *eu*) e, ao expirar, libera seu ego e suas limitações ("*Ham*" = *sou*).

Relaxando

A meditação é um voo que levanta sua mente do chão de sua vida diária para alcançar novas alturas. Quando seu espírito sobe, você se sente mais leve e, como um pássaro no céu, desliza sem obstáculos. Mas a decolagem da pista, a preparação inicial para o voo, é a parte mais difícil dessa prática mental para muitas pessoas que não estão acostumadas a voar. E é ainda mais difícil para as pessoas que não acreditam que podem voar.

Para realizar a jornada dos seus sonhos, confie no seu voo e esteja na pista com sua prática contínua de meditação, preparando-se para a decolagem. Para algumas pessoas, pode demorar algumas semanas ou mesmo muitos meses para elevar sua mente pesada do chão, deixar para trás suas tristezas e estresse e chegar acima das nuvens, perdendo a gravidade de sua realidade, que percebem ser incompleta e irreal assim que alcançam o espaço onde se movem suavemente como um pássaro.

E toda vez que você voltar, lembre-se de que está voando de volta para a turbulência, pousando no mundo mundano com tudo o que isso acarreta. Portanto, relaxe toda vez que você retornar a este mundo. Respire fundo algumas vezes e relaxe antes de abrir os olhos. Quando sua sessão de meditação terminar, sugiro que você gaste alguns minutos em *savasana* (recomendado para *Kapha* e *Pitta*) ou *sayana balasana* (recomendado para *Vata*) para ter tempo para se reajustar ao mundo ao seu redor.

Parte 5

IOGA – SUA TERAPIA PESSOAL

Se você não abrir sua casa ou andar de bicicleta por um longo tempo, verá que o tempo modificará algumas coisas. Assim como uma casa abandonada acumula fungos em sua estrutura ou uma bicicleta não utilizada enferruja suas partes mecânicas, nosso corpo também desenvolve problemas na ausência de cuidados adequados e atenção regular.

Como expliquei anteriormente, nosso corpo é composto de trilhões de células, e cada célula contém cinco elementos: Terra, Água, Fogo, Ar e Éter. Esses elementos fundamentais controlam as funções do nosso corpo, incluindo a produção, crescimento e morte de células com as ações das três forças – *Kapha*, *Pitta* e *Vata*, respectivamente. Enquanto os elementos Terra e Água geram a força de *Kapha* e apoiam a geração de células, os elementos Fogo e Água geram a força de *Pitta* e mantêm a saúde das células. Enquanto isso, para abrir espaço para novas células, a força de *Vata*, formada pelos elementos Ar e Éter, destrói as células velhas e expulsa as células mortas pelos canais excretores.

Se qualquer uma das três forças é agravada por um desequilíbrio dos elementos correspondentes, a força hiperativa perturba o ritmo natural de nosso sistema interno. Por exemplo, se os elementos Terra e Água estão desequilibrados, eles agravam sua força associada de

Kapha e, assim, armazenam mais gordura nas células do que realmente precisam, o que leva à obesidade e ao acúmulo de água nos tecidos. Enquanto o peso extra torna-se um fardo para o sistema circulatório, o excesso de água aumenta o risco de gerar inflamação que convida os patógenos para o sistema. Nos estágios posteriores, a obesidade pode levar a problemas cardíacos e a inflamação se torna a pedra angular de muitas doenças, potencialmente ameaçando nossa vida. Semelhante aos problemas com o excesso de *Kapha*, se houver um agravamento na força *Pitta* ou *Vata*, nosso corpo mostra sua irritação como sintomas ou, a longo prazo, como doença. Enquanto o excesso de *Pitta* gera problemas na digestão e no metabolismo, o *Vata* agravado destrói mais células do corpo e torna o processo de envelhecimento mais rápido do que o normal.

Nosso corpo é um mecanismo incrível. Como qualquer mecanismo, nossos sistemas internos precisam de manutenção e cuidados diários para se manterem livres de doenças e funcionar em todas as estações e em todas as idades da vida. Do contrário, como uma bicicleta sem uso, nossos sistemas ficarão rígidos e imóveis com o passar dos anos, nossos elementos estruturais desequilibrados e nossas forças agravadas vão destruir nosso sistema, acelerando o processo de envelhecimento. Se continuarmos a negligenciar o fornecimento dos serviços essenciais ao nosso sistema, então, assim como uma casa abandonada, nosso corpo será um terreno fértil para microrganismos externos nocivos.

Como nossa bicicleta pessoal, nosso corpo precisa de movimento, e como nossa casa, nossos sistemas precisam de limpeza e manutenção em tempo hábil para permanecerem funcionais por toda a vida. A terapia de Ioga é uma das grandes ferramentas do Ayurveda para manter nosso corpo e sistemas mentais em melhor forma e apoiar o sistema imunológico, estimulando o sistema linfático, condicionando os pulmões e mantendo um bom fluxo de sangue oxigenado para os órgãos. Mas lembre-se de que a Ioga não é apenas um conjunto de *asanas*; é uma jornada física, mental e espiritual ao longo de sua vida.

Capítulo 17

OS CINCO PILARES DA IOGA

No próximo capítulo, você aprenderá mais sobre como criar um programa de terapia de Ioga personalizado de acordo com seu PDE, os Elementos Atualmente Dominantes em seu sistema mente-corpo. Mas primeiro, neste capítulo, você vai aprender sobre a terapia da Ioga Ayurveda e o papel de seus cinco estágios na prática terapêutica dessa sabedoria milenar. Em sânscrito, os cinco estágios são conhecidos como dharana, pranayama, vinyasa, asanas e dhyanam. Com esses cinco pilares, o praticante se torna seu próprio terapeuta, construindo a base de seu programa diário de Ioga para praticar sozinho em todas as idades.

Dharana

Certifique-se de sempre começar sua prática de Ioga com o *dharana* (foco) correto. O objetivo desta prática inicial é estabelecer o foco no seu corpo e na sua mente, tirando sua atenção dos assuntos externos da vida cotidiana e trazendo para o momento da prática. Sentado em uma posição confortável (de preferência *vajrasana*), deixe sua mente vagar para o momento presente. Defina uma intenção para a sua prática de acordo com a energia que deseja criar. No próximo capítulo, você vai aprender sobre os objetivos básicos por trás das práticas terapêuticas para equilibrar os elementos fundamentais e, portanto, as forças correspondentes em seu corpo.

Pranayama

Uma das principais ferramentas da Ioga é o *pranayama*, ou respiração controlada. A prática regular desse antigo exercício pode vitalizar o *prana* (energia vital) que reside na região do Plexo Solar do corpo e que é o centro de sua galáxia interna, controlando todos os sistemas corporais e funções mentais. Por meio da prática do *pranayama*, você pode recarregar o Plexo Solar e criar um fluxo livre de *prana*. De acordo com o estado atual dos desequilíbrios em seu sistema, você pode escolher técnicas de respiração para as forças agravadas e retornar a um estado estável regulando, estimulando ou aterrando a energia em seu sistema. Você encontrará introduções às práticas básicas de respiração no próximo capítulo.

Vinyasa

Um *vinyasa* é uma sequência de movimentos conectados com a respiração para criar um fluxo livre de energia vital. Depois de restaurar o *prana* na região do Plexo Solar por meio dos exercícios de *pranayama*, pratique *vinyasa* para distribuir a energia vital para as células do corpo. Na terapia de Ioga Ayurveda, as *vinyasas* são construídas para equilibrar o PDE e regular os cinco elementos e as funções das forças correspondentes no sistema mente-corpo.

Asana

Um *asana* é uma postura corporal estável e firme, mas relaxada. Por meio da prática disciplinada de *asanas* com concentração (*dharana*) e respiração sintonizada (*pranayama*), você pode alcançar flexibilidade, equilíbrio e força. Escolha os *asanas* de acordo com seu PDE (Elementos Atualmente Dominantes), seu estado de equilíbrio ou desequilíbrio, saúde ou doença. No próximo capítulo, você encontrará uma pequena série de *asanas* para cada uma das três forças.

Dhyanam

Após as quatro práticas anteriores, o praticante chega a um estado natural de consciência de seu corpo, mente e energia vital e da conexão entre seus mundos interno e externo. Nesta fase, você reconhecerá sua dor física e mental. Uma vez que tenha liberado a tensão em seus músculos e articulações por meio de seus *asanas*, você também ficará mais ciente de seus sentimentos e emoções ocultos, como medo, ansiedade, raiva reprimida e tristeza, que estão começando a ser liberados das profundezas de seus chacras básicos. É por isso que *dhyanam* (foco reverso) é o último estágio de seu programa de terapia de Ioga e tem a intenção de ajudar a separar sua mente de preocupações e ansiedades. Ao desviar o foco de seus pensamentos presentes, você retornará a um estado de bem-aventurança. A prática de *dhyanam* ajuda a restaurar ainda mais a energia vital em seu Plexo Solar e seu fluxo para o centro de seu corpo e mente, mesmo após a prática de Ioga.

Capítulo 18

IOGA PARA SUA FORÇA DOMINANTE

Neste capítulo, apresentarei programas curtos de Ioga que ajudam a equilibrar os diferentes elementos dominantes e suas forças correspondentes. Você também receberá orientações para configurar sua prática e sintonizar sua mente no tapete de Ioga. Também examinaremos os desafios que você pode enfrentar com esta prática. Isso pode variar dependendo da força que domina seu sistema no momento. Como acontece com qualquer prática de estilo de vida, é importante conhecer seu PDE para estruturar e ajustar sua prática diária de Ioga.

Terapia de Ioga para *Kapha*

Se o seu PDE é *Kapha*, você precisa manter o interesse e uma rotina em sua prática diária de Ioga, que é um dos maiores desafios que vai enfrentar. Para se inspirar e subir em seu tapete de Ioga, encontre um canto em sua casa para a sua prática, onde possa colocar seu toque pessoal com suas cores e sotaques favoritos. Quando estiver em seu tapete de Ioga, tente manter sua mente entusiasmada e explore seus limites com as posturas corporais. Ao longo da prática, mantenha sua mente focada e imagine uma sensação de luz em seu corpo. Uma vez que *Kapha* é aterrado e pesado em suas características básicas, escolha *asanas* que levantem seu corpo do solo e promovam movimentos para cima. Pratique cada postura com determinação e um sentimento em sua mente de que esta é uma terapia e um deleite ao mesmo tempo.

Terapia de Ioga para *Pitta*

Se o seu PDE for *Pitta*, pratique com tranquilidade. Os dominantes de *Pitta* têm a tendência de fazer tudo com perfeição, o que só gerará estresse e frustração no início da prática. Se você é um *Pitta* dominante, é bom estar ciente dessas tendências e treinar sua mente para ser paciente. E lembre-se de evitar a autocrítica em qualquer estágio de sua prática. Ao chegar ao tapete de Ioga, veja-o como um espaço onde seu corpo pode descansar e sua mente pode relaxar. Escolha os *asanas* que podem reduzir o *Agni* na região do Plexo Solar e liberar a tensão dos músculos. É importante não apenas escolher *asanas* relaxantes para o seu sistema mente-corpo, mas também executá-los suavemente, de maneira que seu corpo não fique quente e sua mente não fique estressada durante a prática. Em outras palavras, mantenha seu corpo e mente frios durante a sessão de Ioga. Se você achar que às vezes não consegue relaxar, apenas deite no tapete de Ioga até se sentir totalmente relaxado e, em seguida, continue sua prática.

Terapia de Ioga para *Vata*

Se o seu PDE é *Vata*, o maior desafio é manter a disciplina para fazer Ioga todos os dias. Para fazer isso, o mais importante é definir sua mente para a prática, dizendo a si mesmo algo como: "Não tenho certeza sobre amanhã, mas hoje vou fazer minha Ioga". Se você repetir este mantra todas as manhãs e levar seu corpo para o tapete de Ioga, convencido de que isso é apenas por hoje, vai acabar entrando na rotina de praticar Ioga todos os dias, sem interrupções. Se você for um *Vata* dominante, escolha *asanas* de ancoragem que possam liberar a tensão na região inferior do abdômen e na região pélvica. Ao longo da prática, mantenha seu nível de energia estável executando os *asanas* suavemente, evitando movimentos rápidos. Curta o momento e mantenha sua mente calma e centrada durante a prática. Lembre-se frequentemente de que está cuidando bem de si mesmo com sua prática e nunca desista de sua Ioga, mesmo em momentos de turbulência em sua vida.

Programas de Ioga para *Kapha, Pitta* e *Vata*

Os programas de Ioga a seguir são projetados especificamente para recuperar e manter a flexibilidade, o equilíbrio e a força natural do corpo, considerando os padrões de movimento físico limitados e muitas vezes prejudiciais de nosso estilo de vida moderno. Se nos sentarmos em cadeiras confortáveis, caminharmos com os pés presos nos saltos altos da moda e dormirmos em camas macias, nossas juntas e músculos ficarão rígidos e doloridos, nossa postura ficará prejudicada e nos moveremos como se fôssemos velhos, mesmo em nossa juventude ou meia idade.

À medida que nossos padrões de estilo de vida mudam, também mudam nossos padrões de movimento e os problemas físicos que enfrentamos em nossa vida diária. Para resolver essas questões, sugiro que você pratique um programa pessoal de Ioga (de acordo com seu PDE) pela manhã para redefinir sua postura e sintonizar sua energia para o dia. Nesta seção, apresento três programas básicos para escolher de acordo com seu PDE, um programa para estabilizar *Kapha*, *Pitta* e *Vata*. Caso não esteja familiarizado com os *asanas*, você pode encontrar as posturas descritas em meu site na seção de Terapia de Ioga. Se precisar de mais assistência ou de um programa personalizado para um sintoma ou doença específica, sugiro que entre em contato com um terapeuta de Ioga ayurveda. Se não conseguir encontrar um terapeuta de Ioga ayurveda em sua área, pode consultar meu livro sobre a Terapia de Ioga Ayurveda e selecionar os *asanas* de Ioga para seus problemas de saúde atuais. Ao adicionar esses *asanas* extras para seus sintomas/doenças ao seu programa de Ioga para seu PDE, você vai se tornar seu próprio terapeuta e vai poder começar a praticar seu programa individual em casa. O livro também inclui mais de cinquenta Programas de Terapia de Ioga Ayurveda para diferentes sintomas/doenças.

Programa Kapha Ioga

Para obter um guia visual para este programa visite esta página em meu site: https://janeshvaidya.com/ayurveda/Kapha/.

1. *Dharana*: 3 minutos
2. *Pranayama* energizante: 3 minutos
3. Pose da montanha: 1 minuto
4. Postura da cadeira: 2 minutos
5. Pose de cachorro para baixo: 1 minuto
6. Pose de prancha: 1 minuto
7. Pose de cachorro para baixo: 1 minuto
8. Torção sentada (ambos os lados): 1 minuto + 1 minuto
9. Pose de prancha para cima: 1 minuto
10. *Savasana* incluindo *dhyanam*: 5 minutos

Pranayama Energizante:

Deite-se em *savasana* e coloque os braços em posição de tridente. (Se uma ou ambas as mãos não estiverem tocando o chão, coloque pequenos travesseiros sob as duas mãos.) Se necessário, dobre os joelhos, mantendo os pés no chão. Inspire enquanto expande o peito para os lados, para a frente e para trás, visualizando que está alongando os músculos entre as costelas. Expire enquanto contrai deliberadamente as costelas, expulsando todo o ar dos pulmões.

Programa de Pitta Ioga

Para obter um guia visual para este programa de *Pitta* Ioga, visite esta página em meu site: https://janeshvaidya.com/ayurveda/Pitta/.

1. *Dharana*: 5 minutos
2. *Pranayama* de resfriamento: 3 minutos
3. Pose do gato em pé: 1 minuto
4. Pose do gato sentado: 1 minuto
5. Pose de cachorro para baixo: 30 segundos

6. Pose de criança: 1½ minutos
7. Pose de crocodilo: 3 minutos
8. *Savasana* incluindo *dhyanam*: 5 minutos

Calmante Pranayama:

Sente-se em *vajrasana* (pose do diamante). Certifique-se de relaxar o rosto, o queixo, o pescoço e os ombros. Coloque as palmas das mãos sobre o Plexo Solar. Inspire lentamente, deixando as costelas inferiores se expandirem ligeiramente. Expire suavemente e deixe as costelas inferiores recuarem. Concentre-se em amolecer o diafragma e acalmar e resfriar a área do Plexo Solar. Se você tiver dificuldade para sentar-se ajoelhado, execute este exercício deitado em uma esteira no chão.

Programa Vata Ioga

Para obter um guia visual para este programa de *Vata* Ioga, visite esta página em meu site: https://janeshvaidya.com/ayurveda/Vata/.

1. *Dharana*: 3 minutos
2. *Pranayama* calmante: 5 minutos
3. Pose da montanha: 1 minuto
4. Pose da árvore (ambos os lados): 30 segundos + 30 segundos
5. Dobra em pé para a frente: 1 minuto
6. Postura dos joelhos contra o peito: 1 minuto
7. *Sayana balasana* incluindo *dhyanam*: 7 minutos

Deite-se de costas em *savasana.*

Ao inspirar, imagine que está enchendo a barriga de ar e, ao expirar, imagine que está esvaziando todo o ar e deixando a barriga afundar. Inspire e expire em comprimentos regulares.

Conclusão

FAZER UMA PROMESSA

Adquirir conhecimento é importante, mas praticar essa sabedoria em sua própria vida é o essencial. Depois de determinar o estado de saúde de seu corpo e de sua mente com a ajuda do Ayurveda, comece sua prática seguindo as recomendações e observe os resultados nos próximos dias. Veja cada dia como um tijolo com o qual você vai construir o forte dos seus sonhos, sua saúde e imunidade máximas, e coloque pacientemente esses tijolos um a um, dia a dia, com alimentação adequada, exercícios, meditação e práticas de Ioga, usando as informações deste livro. Faça uma promessa a si mesmo neste momento, que a partir de agora você manterá a disciplina usando as ferramentas naturais do Ayurveda pelo resto de sua vida, e que viverá num estado de saúde e imunidade máximas em todas as estações e em todas as idades, mantendo o equilíbrio correto dos elementos em seu sistema mente-corpo. E sempre tenha em mente o mantra de que a felicidade é seu direito de nascença e saúde é sua escolha consciente.

CONTANDO OS RESULTADOS DO TESTE

Chave para o teste 1: "Encontre seu desequilíbrio"

Se você respondeu SIM a uma pergunta no teste "Encontre seu desequilíbrio" no capítulo 5, circule os pontos correspondentes no gráfico a seguir e some-os no final.

Chave para o teste 1: "Encontre seu desequilíbrio"

Número da questão	Kapha	Pitta	Vata
1			1
2		1	
3			1
4		1	
5	1		
6		1	
7		2	
8		2	
9			1
10	1		
11	1		

Chave para o teste 1: "Encontre seu desequilíbrio" (continuação)

Número da questão	Kapha	Pitta	Vata
12	1		
13			1
14		1	
15		3	
16		2	
17			1
18			1
19		2	
20			2
21		1	
22			2
23	1		
24	1		
25		1	
26	2		
27	2		
28	1		
29	2		
30	1		
31	3		
32			2
33			3
34		3	
35		3	
36	3		
37			3
38	3		
39	3		

Chave para o teste 1: "Encontre seu desequilíbrio" (continuação)

Número da questão	Kapha	Pitta	Vata
40			1
41			2
42		1	
43	1		
44	1		
45	1		
46			1
47			1
48	1		
49			2
50			2
51			1
52			1
53		1	
54			2
55			1
56			1
57			1
58			2
59		1	
60		1	
61		1	
62		1	
63		1	
64	2		
65	1		
66	1		
67	2		

Chave para o teste 1: "Encontre seu desequilíbrio" (continuação)

Número da questão	Kapha	Pitta	Vata
68		2	
69		2	
70		2	
71		2	
72		2	
73			2
74			3
75	3		
76			3
77	3		
78	3		
79	3		
80		3	
81		3	
82			3
83			3
84		3	
85	2		
86	3		
87		1	
88			3
89		3	
90			2
91		2	
Número total de pontos para cada força			

Chave para o teste 2: "Encontre sua Natureza Central"

Para cada pergunta do teste "Encontre sua natureza central" no capítulo 5, circule sua resposta (X, Y ou Z) no gráfico a seguir. No final, calcule quantos itens foram selecionados em cada coluna.

Chave para o TESTE 2: "Encontre sua Natureza Central"

Número da questão	Kapha	Pitta	Vata
1	X	Y	Z
2	Y	X	Z
3	Y	Z	X
4	Z	X	Y
5	X	Y	Z
6	Y	X	Z
7	X	Y	Z
8	Z	Y	X
9	X	Y	Z
10	Y	Z	X
11	X	Y	Z
12	Z	X	Y
13	Z	Y	X
14	X	Y	Z
15	Z	X	Y
16	Z	Y	X
17	Z	X	Y
18	X	Y	Z
19	Z	Y	X
20	X	Y	Z
21	Y	Z	X
Número total circulado para cada força			